# 护理技能操作规范
# 与临床实践

张志芳等　主编

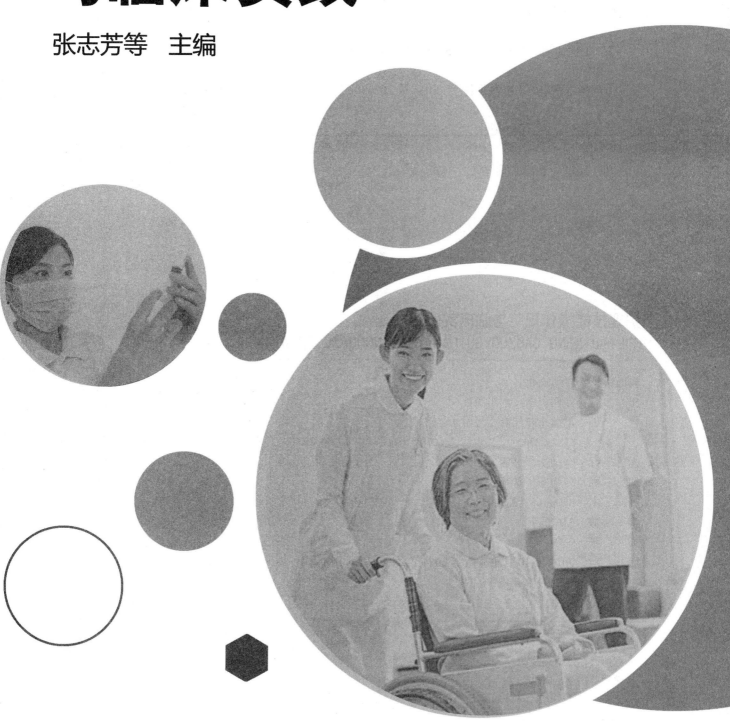

江西科学技术出版社

江西·南昌

**图书在版编目（CIP）数据**

护理技能操作规范与临床实践 / 张志芳等主编 .——
南昌：江西科学技术出版社，2019.10（2024.1 重印）
ISBN 978-7-5390-6973-9

Ⅰ . ①护⋯ Ⅱ . ①张⋯ Ⅲ . ①护理学 Ⅳ . ① R47

中国版本图书馆 CIP 数据核字 (2019) 第 202680 号

选题序号：ZK2019190

责任编辑：王凯勋　万圣丹

护理技能操作规范与临床实践
HULI JINENG CAOZUO GUIFAN YU LINCHUANG SHIJIAN

张志芳等　主编

| | | |
|---|---|---|
| 封面设计 | 卓弘文化 | |
| 出　版 | 江西科学技术出版社 | |
| 社　址 | 南昌市蓼洲街 2 号附 1 号 | |
| | 邮编：330009　　电话：（0791）86623491　　　86639342（传真） | |
| 发　行 | 全国新华书店 | |
| 印　刷 | 三河市华东印刷有限公司 | |
| 开　本 | 880mm×1230mm　　1/16 | |
| 字　数 | 316 千字 | |
| 印　张 | 9.75 | |
| 版　次 | 2019 年 10 月第 1 版　　2024年1月第1版第2次印刷 | |
| 书　号 | ISBN 978-7-5390-6973-9 | |
| 定　价 | 88.00 元 | |

赣版权登字：-03-2019-278

# 编 委 会

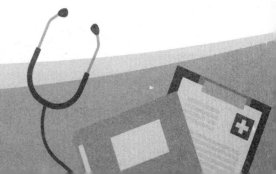

# 前　言

　　现代护理学的创始人南丁格尔曾说过："护理工作是精细艺术中之最精细者。"护理学是医学科学的一个重要组成部分，是以基础医学、预防医学、康复医学以及相关的社会科学、人文科学等为理论基础的一门综合性应用学科，它与人的健康密切相关。随着社会性的发展和科学技术的进步，护理学已逐步由"以疾病为中心"转变为"以病人为中心"，从而向"以人的整体健康为中心"的方向发展，不断对人的生命过程提供全面、系统、整体的护理。为适应时代发展，我们组织编写了本书。

　　本书首先介绍了临床护理基础操作，然后系统地阐述了消化系统疾病、肾内科疾病、神经内科常见症状、体征、骨科疾病、妇产科疾病及手术室等临床常见疾病的护理。本书内容丰富新颖，资料可靠，具有科学性、先进性，紧密结合当前临床护理技术的发展，符合当前护理工作的需要，可作为临床护理人员进行临床护理工作参考用书。

　　在编写过程中参考了大量文献资料，吸收了先进的护理理论知识，但由于写作水平有限，书中难免有疏漏或不妥之处，敬请广大同仁与读者提出宝贵意见，以便再版时修订。

编　者

2019 年 10 月

# 目 录

# 第一章

# 第一节　口服给药法

药物经口服后，经胃肠道吸收后，可发挥局部或全身治疗的作用。

## 一、摆药

### （一）药物准备类型

1. 中心药房摆药　目前国内不少医院均设有中心药站，一般设在医院内距离各病区适中的地方，负责全院各病区患者的日间用药。

病区护士每日上午在医生查房后把药盘、长期医嘱单送至中心药站，由药站专人处理医嘱，并进行摆药、核对。口服药摆每日 3 次量，注射药物按一日总量备齐。然后由病区护士当面核对无误后，取回病区，按规定时间发药，发药前须经另一人核对。

各病区另设一药柜，备有少量常用药、贵重药、针剂等，作为临时应急用。所备的药物须有固定基数，用后及时补充，交接班时按数点清。

2. 病区摆药　由病区护士在病区负责准备自己病区患者的所需药品。

### （二）用物

药柜（内有各种药品）、药盘（发药车）、小药卡、药杯、量杯（10 ~ 20mL）、滴管、药匙、纱布或小毛巾、小水壶（内盛温开水）、服药单。

### （三）操作方法

1. 准备　洗净双手，戴口罩，备齐用物，依床号顺序将小药卡（床号、姓名）插于药盘上，并放好药杯。

2. 按服药单摆药　一个患者的药摆好后，再摆第二个患者的药，先摆固体药再摆水剂药。

（1）固体药（片、丸、胶囊）：左手持药瓶（标签在外），右手掌心及小指夹住瓶盖，拇指、食指和中指持药匙取药，不可用手取药。

（2）水剂：先将药水摇匀，左手持量杯，拇指指在所需刻度，使与视线处于同一水平，右手持药瓶，标签向上，然后缓缓倒出所需药液。应以药液低面的刻度为准。同时有几种水剂时，应分别倒入不同药杯内。更换药液时，应用温开水冲洗量杯。倒毕，瓶口用湿纱布或小毛巾擦净，然后放回原处。

3. 其他

（1）药液不足 1mL 须用滴管吸取计量，1mL=15 滴。为使药量准确，应滴入已盛好少许冷开水药杯内，或直接滴于面包上或饼干上服用。

（2）患者的个人专用药，应注明床号、姓名、药名、剂量、时间，以防差错。专用药不可借给他人用。

（3）摆完药后，应根据服药单查对一次，再由第二人核对无误后，方可发药。如需磨碎的药，可用乳钵研碎。用清洁巾盖好药盘待发。清洗滴管、乳钵等，清理药柜。

## 二、发药

### （一）用物

温开水、服药单、发药车。

### （二）操作方法

1. 准备　发药前先了解患者情况，暂不能服药者，应作交班。

2. 发药查对，督促服药　按规定时间，携服药单送药到患者处，核对服药单及床头牌的床号、姓名，并询问患者姓名，回答与服药本一致后再发药，待患者服下后方可离开。

3. 根据不同药物的特性正确给药

（1）抗生素、磺胺类药物应准时给药，以保持药物在血液中的有效浓度。

（2）健胃、助消化药物宜在饭前或饭间服。对胃黏膜有刺激的药宜在饭后服。

（3）对呼吸道黏膜有安抚作用的保护性镇咳药，服后不宜立即饮水，以免稀释药液降低药效。

（4）某些由肾排出的药物，如磺胺类，尿少时可析出结晶，引起肾小管堵塞，故应鼓励多饮水。

（5）对牙齿有腐蚀作用和使牙齿染色的药物，如铁剂，可用饮水管吸取，服后漱口。

（6）服用强心苷类药物应先测脉率、心率及节律，若脉率低于60次/分或节律不齐时不可服用。

（7）有配伍禁忌的药物，不宜在短时间内先后服用，如呋喃妥因与碳酸氢钠溶液等碱性药液。

（8）催眠药应就寝前服用。

发药完毕，再次与服药单核对一遍，看有无遗漏或差错。药杯集中处理，清洁药盘放回原处，并需要及时做好记录。

### （三）注意事项

（1）严格遵守三查七对制度（操作前、中、后查，核对床号、姓名、药名、浓度、剂量、方法、时间），防止发生差错。

（2）老、弱、小儿及危重患者应协助服药，鼻饲者应先注入少量温开水，后将药物研碎、溶解后由胃管注入，再注入少量温开水冲洗胃管。更换或停止药物，应及时告诉患者。若患者提出疑问，应重新核对清楚后再给患者服下。

（3）发药后，要密切观察服药后效果及有无不良反应，若有反应，应及时与医生联系，给予必要的处理。

# 第二节　注射给药法

注射给药是将无菌药液或生物制品用无菌注射器注入体内，达到预防、诊断、治疗目的的方法。

## 一、药液吸取法

1. 从安瓿内吸取药　液将药液集中到安瓿体部，用消毒液消毒安瓿颈部及砂轮，在安瓿颈部划一踞痕，重新消毒安瓿颈部，拭去碎屑，掰断安瓿。将针尖斜面向下放入安瓿内的液面下，手持活塞柄抽动活塞吸取所需药量。抽吸毕将针头套上空安瓿或针帽备用。

2. 从密封瓶内吸取药液　除去铝盖的中央部分并消毒密封瓶的瓶塞，待干。往瓶内注入与所需药液等量空气（以增加瓶内压力，避免瓶内负压，无法吸取），倒转密封瓶及注射器，使针尖斜面在液面下，轻拉活塞柄吸取药液至所需量，再以食指固定针栓，拔出针头，套上针帽备用。

若密闭瓶或安瓿内系粉剂或结晶时，应先注入所需量的溶剂，使药物溶化，然后吸取药液。黏稠药液如油剂可先加温（遇热变质的药物除外），或将药瓶用双手搓后再抽吸，混悬液应摇匀后再抽吸。

3. 注射器内空气驱出术　一手指固定于针栓上，拇指、中指扶持注射器，针头垂直向上，一手抽动活塞柄吸入少量空气，然后摆动针筒，并使气泡聚集于针头口，稍推动活塞将气泡驱出。若针头偏于一侧，则驱气时应使针头朝上倾斜，使气泡集中于针头根部，如上法驱出气泡。

## 二、皮内注射法

皮内注射法是将少量药液注入表皮与真皮之间的方法。

### （一）目的

1. 各种药物过敏试验。
2. 预防接种。
3. 局部麻醉。

### （二）用物

1. 注射盘或治疗盘内盛 2% 碘酊、75% 乙醇、无菌镊、砂轮、无菌棉签、开瓶器、弯盘。
2. 1mL 注射器、4½ 号针头，药液按医嘱。药物过敏试验还需备急救药盒。

### （三）注射部位

1. 药物过敏试验在前臂掌侧中、下段。
2. 预防接种常选三角肌下缘。

### （四）操作方法

1. 评估：了解患者的病情、合作程度、对皮内注射的认识水平和心理反应，过敏试验还需了解患者的"三史"（过敏史、用药史、家族史）；介绍皮内注射的目的、过程，取得患者配合；评估注射部位组织状态（皮肤颜色、有无皮疹、感染及皮肤划痕阳性）。
2. 准备用物：并按医嘱查对后抽好药液，放入铺有无菌巾的治疗盘内，携物品至患者处，再次核对。
3. 助患者取坐位或卧位，选择注射部位，以 75% 乙醇消毒皮肤、待干。乙醇过敏者用生理盐水清洁皮肤。
4. 排尽注射器内空气，食指和拇指绷紧注射部位皮肤，右手持注射器，针尖斜面向上，与皮肤呈 5° 刺入皮内，放平注射器，平行将针尖斜面全部进入皮内，左手拇指固定针栓，右手快速推注药液 0.1mL。也可右手持注射器左手推注药液，使局部可见半球形隆起的皮丘，皮肤变白，毛孔变大。
5. 注射毕，快速拔出针头，核对后交代患者注意事项。
6. 清理用物，按时观察结果并正确记录。

### （五）注意事项

1. 忌用碘酊消毒皮肤，并避免用力反复涂擦。
2. 注射后不可用力按揉，以免影响结果观察。

## 三、皮下注射法

皮下注射法是将少量药液注入皮下组织的方法。

### （一）目的

1. 需迅速达到药效和不能或不宜口服时采用。
2. 局部供药，如局部麻醉用药。
3. 预防接种，如各种疫苗的预防接种。

### （二）用物

注射盘，1～2mL 注射器，5～6 号针头，药液按医嘱准备。

### （三）注射部位

上臂三角肌下缘、上臂外侧、股外侧、腹部、后背、前臂内侧中段。

### （四）操作方法

1. 评估患者的病情、合作程度、对皮下注射的认识水平和心理反应；介绍皮下注射的目的、过程，取得患者配合；评估注射部位组织状态。

2. 准备用物，并按医嘱查对后抽好药液，放入铺有无菌巾的治疗盘内，携物品至患者处，再次核对。

3. 助患者取坐位或卧位，选择注射部位，皮肤做常规消毒（2% 碘酊以注射点为中心，呈螺旋形向外涂擦，直径在 5cm 以上，待干，然后用 75% 乙醇以同法脱碘 2 次，待干）或安尔碘消毒。

4. 持注射器排尽空气。

5. 左手食指与拇指绷紧皮肤，右手持注射器、食指固定针栓，针尖斜面向上，与皮肤呈 30° ~ 40°，过瘦者可捏起注射部位皮肤，快速刺入针头 2/3，左手抽动活塞观察无回血后缓缓推注药液。

6. 推完药液，用干棉签放于针刺处，快速拔出针后，轻轻按压。

7. 核对后助患者取舒适卧位，整理床单位，清理用物，必要时记录。

### （五）注意事项

1. 持针时，右手食指固定针栓，切勿触及针梗，以免污染。

2. 针头刺入角度不宜超过 45°，以免刺入肌层。

3. 对皮肤有刺激作用的药物，一般不作皮下注射。

4. 少于 1mL 药液时，必须用 1mL 注射器，以保证注入药量准确无误。

5. 需经常做皮下注射者，应建立轮流交替注射部位的计划，以达到在有限的注射部位吸收最大药量的效果。

## 四、肌内注射法

肌内注射法是将少量药液注入肌肉组织的方法。

### （一）目的

1. 给予需在一定时间内产生药效，而不能或不宜口服的药物。

2. 药物不宜或不能静脉注射，要求比皮下注射更迅速发生疗效时采用。

3. 注射刺激性较强或药量较大的药物。

### （二）用物

注射盘、2 ~ 5mL 注射器，6 ~ 7 号针头，药液按医嘱准备。

### （三）注射部位

一般选择肌肉较丰厚、离大神经和血管较远的部位，其中以臀大肌、臀中肌、臀小肌最为常用，其次为股外侧肌及上臂三角肌。

1. 臀大肌内注射射区定位法

（1）十字法：从臀裂顶点向左或向右侧画一水平线，然后从该侧髂嵴最高点做一垂直线，将臀部分为 4 个象限，选其外上象限并避开内角（内角定位：髂后上棘至大转子连线）即为注射区。

（2）连线法：取髂前上棘和尾骨连线的外上 1/3 处为注射部位。

2. 臀中肌、臀小肌内注射射区定位法　如下所述。

（1）构角法：以食指尖与中指尖分别置于髂前上棘和髂嵴下缘处，由髂嵴、食指、中指所构成的三角区内为注射部位。

（2）三指法：髂前上棘外侧三横指处（以患者的手指宽度为标准）。

（3）股外侧肌内注射射区定位法：在大腿中段外侧，膝上 10cm，髋关节下 10cm 处，宽约 7.5cm。此处大血管、神经干很少通过，范围较大，适用于多次注射或 2 岁以下婴幼儿注射。

（4）上臂三角肌内注射射区定位法：上臂外侧、肩峰下 2 ~ 3 横指处。此处肌肉不如臀部丰厚，只能做小剂量注射。

## （四）患者体位

为使患者的注射部位肌肉松弛，应尽量使患者体位舒适。

1. 侧卧位下腿稍屈膝，上腿伸直。

2. 俯卧位足尖相对，足跟分开。

3. 仰卧位适用于病情危重不能翻身的患者。

4. 坐位座位稍高，便于操作。非注射侧臀部坐于座位上，注射侧腿伸直。一般多为门诊患者所取。

## （五）操作方法

1. 评估患者的病情、合作程度、对肌内注射的认识水平和心理反应；介绍肌内注射的目的、过程，取得患者配合；评估注射部位组织状态。

2. 准备用物，并按医嘱查对后抽好药液，放入铺有无菌巾的治疗盘内，携物品至患者处，再次核对。

3. 协助患者取合适卧位，选择注射部位，常规消毒或安尔碘消毒注射部位皮肤。

4. 排气，左手拇指、食指分开并绷紧皮肤，右手执笔式持注射器，中指固定针栓，用前臂带动腕部的力量，将针头迅速垂直刺入肌内，一般刺入 2.5 ~ 3cm，过瘦者或小儿酌减，固定针头。

5. 松左手，抽动活塞，观察无回血后，缓慢推药液。如有回血，酌情处理，可拔出或进针少许再试抽，无回血方可推药。推药同时注意观察患者的表情及反应。

6. 注射毕，用于棉签放于针刺处，快速拔针并按压。

7. 核对后协助患者穿好衣裤，安置舒适卧位，整理床单位。清理用物，必要时做记录。

## （六）Z 径路注射法和留置气泡技术

1. Z 径路注射法　注射前以左手食指、中指和环指使待注射部位皮肤及皮下组织朝同一方向侧移（皮肤侧移 1 ~ 2cm），绷紧固定局部皮肤，维持到拔针后，迅速松开左手，此时位移的皮肤和皮下组织位置复原，原先垂直的针刺通道随即变成 Z 形，该方法可将药液封闭在肌肉组织内而不易回渗，利于吸收，减少硬结的发生，尤其适用于老年人等特殊人群，以及刺激性大、难吸收药物的肌肉注射。

2. 留置气泡技术　方法为用注射器抽吸适量药液后，再吸入 0.2 ~ 0.3mL 的空气。注射时，气泡在上，当全部药液注入后，再注入空气。其方法优点：将药物全部注入肌肉组织而不留在注射器无效腔中（每种注射器的无效腔量不一，范围从 0.07 ~ 0.3mL），以保证药量的准确；同时可防止拔针时，药液渗入皮下组织引起刺激，产生疼痛，并可将药液限制在注射肌肉局部而利于组织的吸收。

## （七）注意事项

1. 切勿将针梗全部刺入，以防从根部衔接处折断。万一折断，应保持局部与肢体不动，速用止血钳夹住断端取出。若全部埋入肌肉内，即请外科医生诊治。

2. 臀部注射，部位要选择正确，偏内下方易伤及神经、血管，偏外上方易刺及髂骨，引起剧痛及断针。

3. 推药液时必须固定针栓，推速要慢，同时注意患者的表情及反应。如系油剂药液更应持牢针栓，以防用力过大针栓与乳头脱开，药液外溢；若为混悬剂，进针前要摇匀药液，进针后持牢针栓，快速推药，以免药液沉淀造成堵塞或因用力过猛使药液外溢。

4. 需长期注射者，应经常更换注射部位，并用细长针头，以避免或减少硬结的发生。若一旦发生硬结，可采用理疗、热敷或外敷活血化瘀的中药如蒲公英、金黄散等。

5. 2 岁以下婴幼儿不宜在臀大肌处注射，因幼儿尚未能独立行走，其臀部肌肉一般发育不好，有可能伤及坐骨神经，应选臀中肌、臀小肌或股外侧肌内注射。

6. 两种药液同时注射又无配伍禁忌时，常采用分层注射法。当第一针药液注射完，随即拧下针筒，接上第二副注射器，并将针头拔出少许后向另一方向刺入，试抽无回血后，即可缓慢推药。

## 五、静脉注射法

### （一）目的

1. 药物不宜口服、皮下或肌内注射时，需要迅速发生疗效者。

2. 做诊断性检查，由静脉注入药物，如肝、肾、胆囊等检查需注射造影剂或染料等。

（二）用物

注射盘、注射器（根据药量准备）、7～9号针头或头皮针头、止血带、胶布，药液按医嘱准备。

（三）注射部位

1. 四肢浅静脉　肘部的贵要静脉、正中静脉、头静脉；腕部、手背及踝部或足背浅静脉等。

2. 小儿头皮静脉　额静脉、颞静脉等。

3. 股静脉　位于股三角区股鞘内，股神经和股动脉内侧。

（四）操作方法

1. 四肢浅表静脉注射术

（1）评估患者的病情、合作程度、对静脉注射的认识水平和心理反应；介绍静脉注射的目的、过程，取得患者配合；评估注射部位组织状态。

（2）准备用物，并按医嘱查对后抽好药液，放入铺有无菌巾的治疗盘内，携物品至患者处，再次核对。

（3）选静脉，在注射部位上方6cm处扎止血带，止血带末端向上。皮肤常规消毒或安尔碘消毒，同时嘱患者握拳，使静脉显露。备胶布2～3条。

（4）注射器接上头皮针头，排尽空气，在注射部位下方，绷紧静脉下端皮肤并使其固定。右手持针头使其针尖斜面向上，与皮肤呈15°～30°，由静脉上方或侧方刺入皮下，再沿静脉走向刺入静脉，见回血后将针头与静脉的角度调整好，顺静脉走向推进0.5～1cm后固定。

（5）松止血带，嘱患者松拳，用胶布固定针头。若采血标本者，则止血带不放松，直接抽取血标本所需量，也不必胶布固定。

（6）推完药液，以干棉签放于穿刺点上方，快速拔出针头后按压片刻，无出血为止。

（7）核对后安置舒适卧位，整理床单位。清理用物，必要时做记录。

2. 股静脉注射术　常用于急救时加压输液、输血或采集血标本。

（1）评估、查对、备药同四肢静脉注射。

（2）患者仰卧，下肢伸直略外展（小儿应有人协助固定），局部常规消毒或安尔碘消毒皮肤，同时 消毒术者左手食指和中指。

（3）于股三角区扪股动脉搏动最明显处，予以固定。

（4）右手持注射器，排尽空气，在腹股沟韧带下一横指、股动脉搏动内侧0.5cm垂直或呈45°刺入，抽动活塞见暗红色回血，提示已进入股静脉，固定针头，根据需要推注药液或采集血标本。

（5）注射或采血毕，拔出针头，用无菌纱布加压止血3～5分钟，以防出血或形成血肿。

（6）核对后安置舒适卧位，整理床单位。清理用物，必要时做记录，血标本则及时送检。

（五）注意事项

1. 严格执行无菌操作原则，防止感染。

2. 穿刺时务必沉着，切勿乱刺。一旦出现血肿，应立即拔出，按压局部，另选它处注射。

3. 注射时应选粗直、弹性好、不易滑动而易固定的静脉，并避开关节及静脉瓣。

4. 需长期静脉给药者，为保护静脉，应有计划地由小到大，由远心端到近心端选血管进行注射。

5. 对组织有强烈刺激的药物，最好用一副等渗生理盐水注射器先行试穿，证实针头确在血管内后，再换注射器推药。在推注过程中，应试抽有无回血，检查针梗是否仍在血管内，经常听取患者的主诉，观察局部体征，如局部疼痛、肿胀或无回血时，表示针梗脱出静脉，应立即拔出，更换部位重新注射，以免药液外溢而致组织坏死。

6. 药液推注的速度，根据患者的年龄、病情及药物的性质而定，并随时听取患者的主诉和观察病情变化，以便调节。

7. 股静脉穿刺时，若抽出鲜红色血，提示穿入股动脉，应立即拔出针头，压迫穿刺点5～10分钟，直至无出血为止。一旦穿刺失败，切勿再穿刺，以免引起血肿，有出血倾向的患者，忌用此法。

### （六）特殊患者静脉穿刺法

1. 肥胖患者  静脉较深，不明显，但较固定不滑动，可摸准后再行穿刺。
2. 消瘦患者  皮下脂肪少，静脉较滑动，穿刺时须固定静脉上下端。
3. 水肿患者  可按静脉走向的解剖位置，用手指压迫局部，以暂时驱散皮下水分，显露静脉后再穿刺。
4. 脱水患者  静脉塌陷，可局部热敷、按摩，待血管扩张显露后再穿刺。

## 六、动脉注射法

### （一）目的

1. 采集动脉血标本。
2. 施行某些特殊检查，注入造影剂如脑血管检查。
3. 施行某些治疗，如注射抗癌药物作区域性化疗。
4. 抢救重度休克，经动脉加压输液，以迅速增加有效血容量。

### （二）用物

1. 注射盘、注射器（按需准备）7 ~ 9 号针头、无菌纱布、无菌手套、药液按医嘱准备。
2. 若采集血标本需另备标本容器、无菌软塞，必要时还需备酒精灯和火柴。一些检查或造影根据需要准备用物和药液。

### （三）注射部位

选择动脉搏动最明显处穿刺。采集血标本常用桡动脉、股动脉。区域性化疗时，应根据患者治疗需要选择，一般头面部疾病选用颈总动脉，上肢疾病选用锁骨下动脉或肱动脉，下肢疾病选用股动脉。

### （四）操作方法

1. 评估患者的病情、合作程度、对动脉注射的认识水平和心理反应；介绍动脉注射的目的、过程，取得患者配合；评估注射部位组织状态。
2. 准备用物，并按医嘱查对后抽好药液，放入铺有无菌巾的治疗盘内，携物品至患者处，再次核对。
3. 选择注射部位，协助患者取适当卧位，消毒局部皮肤，待干。
4. 戴手套或消毒左手食指和中指，在已消毒范围内摸到欲穿刺动脉的搏动最明显处，固定于两指之间。
5. 右手持注射器，在两指间垂直或与动脉走向呈 40° 刺入动脉，见有鲜红色回血，右手固定穿刺针的方向及深度，左手以最快的速度注入药液或采血。
6. 操作完毕，迅速拔出针头，局部加压止血 5 ~ 10 分钟。
7. 核对后安置患者舒适卧位，整理床单位。清理用物，必要时做记录，如有血标本则及时送检。

### （五）注意事项

1. 采血标本时，需先用 1 : 500 的肝素稀释液湿润注射器管腔。
2. 采血进行血气分析时，针头拔出后立即刺入软塞以隔绝空气，并用手搓动注射器使血液与抗凝剂混匀，避免凝血。

## 第三节  外周静脉通路的建立与维护

## 一、外周留置针的置入

1. 经双人核对医嘱，对患者进行评估，告知患者用药的要求，征得同意后，开始评估血管，血管选择应首选粗直弹性好的前臂静脉，注意避开关节。

2. 按六步法洗手、戴口罩。按静脉输液，进行物品准备，包括利器盒、6×7cm 透明贴膜、无菌贴膜、清洁手套，22～24G 留置针，要注意观察准备用物的质量有效期。

3. 将用物推至床边，经医患双向核对、协助患者取舒适体位。再次选择前臂显露好，容易固定的静脉。

4. 核对液体后，开始排气排液，连接头皮针时，要将头皮针针尖插入留置针肝素帽前端，进行垂直排气，待肝素帽液体注满后再将头皮针全部刺入，回挂于输液架，准备无菌透明敷料。

5. 用含碘消毒剂，以穿刺点为中心进行螺旋式、由内向外皮肤消毒 3 次，消毒范围应大于固定敷料尺寸。

6. 将止血带扎于穿刺点上方 10cm 处。戴清洁手套。再次排气，双向核对，调松套管及针芯。

7. 穿刺时，将针头斜面向上，一手的拇指、食指夹住两翼，以血管上方 15°～30° 进针，见到回血后，压低穿刺角度，再往前进 0.2cm，注意进针速度要慢，一手将软管全部送入，拔出针芯，要注意勿将已抽出的针芯，再次插入套管内。

8. 穿刺后要及时松止血带、松拳、松调节器。

9. 以穿刺点为中心，无张力方法粘贴透明敷料，要保证穿刺点在敷料中央。脱手套，在粘贴条上注明穿刺的时间和姓名，然后覆盖于白色隔离塞，脱去手套，用输液贴以 U 形方法固定延长管。

10. 调节滴速，填写输液卡。核对并告知患者注意事项。

## 二、外周静脉留置针封管

1. 按六步法洗手、戴口罩。

2. 准备治疗盘：无菌盘内备有 3～4mL 肝素稀释液、无菌透明敷料（贴膜）、棉签、含碘消毒液、弯盘。

3. 显露穿刺部位，关闭调节器。

4. 分离头皮针与输液导管后，用肝素稀释液以脉冲式方法冲管，当剩至 1mL 时，快速注入，夹闭留置针，拔出针头。用输液贴以 U 形方法固定延长管。

5. 整理床单位，取下输液软袋及导管按要求进行处理。

## 三、外周静脉留置针置管后再次输液

1. 经双人核对医嘱后，按照六步法洗手、戴口罩。准备用物，包括 75% 乙醇、小纱布、输液贴、头皮针、输入液体、弯盘。

2. 查对床号姓名，对患者说明操作目的、观察穿刺局部，查对液体与治疗单，排气排液。

3. 揭开无菌透明敷料、反垫于肝素帽下，用 75% 乙醇棉球（棉片）摩擦消毒接口持续 10 秒（来回摩擦 10 遍）。

4. 再次排气排液后，将头皮针插入肝素帽内，打开留置针及输液调节器，无菌透明敷料固定肝素帽，头皮针导管。

5. 调节滴速，填写输液卡。整理好患者衣被，整理用物并做好观察记录。

## 四、外周静脉留置针拔管

1. 按六步法洗手后，准备治疗盘，内装：棉签、无菌透明敷料、含碘消毒液、弯盘。

2. 显露穿刺部位，去除固定肝素帽的无菌透明敷料，轻轻地将透明敷料边缘搓起，以零角度揭开敷料，用含碘消毒液消毒穿刺点 2 遍。

3. 用干棉签按压局部，拔出留置针，无渗血后用输液贴覆盖穿刺点。

4. 整理床单位并做好拔管记录。

# 第四节　中心静脉通路的建立与维护

## 一、中心静脉穿刺置管术

中心静脉置管术是监测中心静脉压（CVP）及建立有效输液给药途径的方法，主要是经颈内静脉或锁骨下静脉穿刺，将静脉导管插到上腔静脉，用于危重患者抢救、休克患者、大手术患者、静脉内营养、周围静脉穿刺困难、需要长期输液及使需经静脉输入高渗溶液或强酸强碱类药物者。局部皮肤破损、感染，有出血倾向者是其禁忌证。

### （一）锁骨下静脉穿刺

锁骨下静脉是腋静脉的延续，起于第一肋骨的外侧缘，成年人长 3 ~ 4cm。

1. 选择穿刺点　锁骨上路、锁骨下路。后者临床常用。

2. 穿刺部位　为锁骨下方胸壁，该处较为平坦，可进行满意的消毒准备，穿刺导管易于固定，敷料不易跨越关节，易于清洁和更换；不影响患者颈部和上肢的活动，利于置管后护理。

3. 置管操作步骤　以右侧锁骨下路穿刺点为例。

（1）穿刺点为锁骨与第一肋骨相交处，即锁骨中 1/3 段与外 1/3 交界处，锁骨下缘 1 ~ 2cm 处，也可由锁骨中点附近进行穿刺。

（2）体位：平卧位，去枕、头后仰，头转向穿刺对侧，必要时肩后垫高，头低位 15° ~ 30°，以提高静脉压使静脉充盈。

（3）严格遵循无菌操作原则，局部皮肤常规消毒后铺无菌巾。

（4）局部麻醉后用注射器细针做试探性穿刺，使针头与皮肤呈 30° ~ 45° 向内向上穿刺，针头保持朝向胸骨上窝的方向，紧靠锁骨内下缘徐徐推进，可避免穿破胸膜及肺组织，边进针边抽动针筒使管内形成负压，一般进针 4cm 可抽到回血。若进针 4 ~ 5cm 仍见不到回血，不要再向前推进以免误伤锁骨下动脉，应慢慢向后退针并边退边抽回血，在撤针过程中仍无回血，可将针尖撤至皮下后改变进针方向，使针尖指向甲状软骨，以同样的方法徐徐进针。

（5）试穿确定锁骨下静脉的位置后，即可换用导针穿刺置管，导针穿刺方向与试探性穿刺相同，一旦进入锁骨下静脉位置，即可抽得大量回血，此时再轻轻推进 0.1 ~ 0.2cm，使导针的整个斜面在静脉腔内，并保持斜面向下，以利导管或导丝推进。

（6）让患者吸气后屏气，取下注射器，以一只手固定导针并以手指轻抵针尾插孔，以免发生气栓或失血，将导管或导丝自导针尾部插孔缓缓送入，使管腔达上腔静脉，退出导针。如用导丝，则将导管引入中心静脉后再退出导丝。

（7）抽吸与导管相连接的注射器，如回血通畅说明管端位于静脉内。

（8）取下输液器，将导管与输液器连接，先滴入少量等渗液体。

（9）妥善固定导管，无菌透明敷料覆盖穿刺部位。

（10）导管放置后需常规行 X 线检查，以确定导管的位置。插管深度，左侧不宜超过 15cm，右侧不宜超过 12cm，已能进入上腔静脉为宜。

### （二）颈内静脉穿刺

颈内静脉起源于颅底，上部位于胸锁乳突肌的前缘内侧；中部位于胸锁乳突肌锁骨头前缘的下面和颈总动脉的后外侧；下行至胸锁关节处与锁骨下静脉汇合成无名静脉，继续下行与对侧的无名静脉汇合成上腔静脉进入右心房。

1. 选择穿刺点部位　颈内静脉穿刺的进针点和方向，根据颈内静脉与胸锁乳突肌的关系，分为前路、中路、后路三种。

2. 置管操作步骤

（1）以右侧颈内中路穿刺点为例，确定穿刺点位，锁骨与胸锁乳突肌的锁骨头和胸骨头所形成的三角区的顶点，颈内静脉正好位于此三角区的中心位置，该点距锁骨上缘 3 ~ 5cm。

（2）体位：患者平卧，去枕，头后仰，头转向穿刺对侧，必要时肩后垫一薄枕，头低位 15° ~ 30° 使颈部充分外展。

（3）严格遵循无菌操作原则，局部皮肤常规消毒后铺无菌巾。

（4）局部麻醉后用注射器细针做试探性穿刺，使针头与皮肤呈 30°，与中线平行直接指向足端。进针深度一般为 3.5 ~ 4.5cm，以进针深度不超过锁骨为宜。边进针边抽回血，抽到静脉血即表示针尖位于颈内静脉。如穿入较深，针已对穿颈静脉，则可慢慢退出，边退针边回抽，抽到静脉血后，减少穿刺针与额平面的角度（约 30°）。

（5）确定颈内静脉的位置后，即可换用导针穿刺置管，导针穿刺方向与试探性穿刺相同。当导针针尖到达颈静脉时旋转取下注射器，从穿刺针内插入引导钢丝，插入时不能遇到阻力。有阻力时应调整穿刺位置，包括角度、斜面方向和深浅等。插入导丝后退出穿刺针，压迫穿刺点同时擦净钢丝上的血迹。需要静脉扩张器的导管，可插入静脉扩张器扩张皮下或静脉。将导管套在引导钢丝外面，导管尖端接近穿刺点，引导钢丝必须伸出导管尾端，用手抓住，右手将导管与钢丝一起部分插入，待导管进入颈静脉后，边退钢丝、边插导管。一般成年人从穿刺点到上腔静脉右心房开口处约 10cm，退出钢丝。

（6）抽吸与导管相连接的注射器，如回血通畅说明管端位于静脉内。

（7）用生理盐水冲洗导管后即可接上输液器或 CVP 测压装置进行输液或测压。

（8）妥善固定导管，用无菌透明敷料（贴膜）覆盖穿刺部位。

## 二、外周静脉置入中心静脉导管

外周静脉置入中心静脉导管，是指经外周静脉穿刺置入的中心静脉导管，其导管尖端的最佳位置在上腔静脉的下 1/3 处，临床上常用于 7 天以上的中期和长期静脉输液治疗，或需要静脉输注高渗性、有刺激性药物的患者，导管留置时间可长达 1 年。

### （一）置管操作步骤

1. 操作前，要先经双人核对医嘱。再对患者进行穿刺前的解释工作，得到患者的理解配合。

2. 对患者的穿刺部位静脉和全身情况进行评估。血管选择的标准：在患者肘关节处，取粗而直、静脉瓣少的贵要静脉、正中静脉或头静脉，要注意避开穿刺周围有皮肤红肿、硬结、皮疹和感染的情况。当血管选择好以后，要再次向患者告知穿刺时可能发生的情况，以及穿刺配合事项，经同意，签署知情同意书。

3. 操作前，要按照六步法进行洗手、戴口罩。准备用物，具体包括：治疗盘内装有 75% 乙醇、含碘消毒液、生理盐水 100mL、利多卡因 1 支。治疗盘外装有三向瓣膜 PICC 穿刺导管套件 1 个、PICC 穿刺包（穿刺包内装有测量尺、无菌衣、无粉手套 2 副、棉球 6 个、镊子 2 ~ 3 把、止血带、大单 1 条、治疗巾 2 块、洞巾 1 块、20mL 空针 2 副、5mL 空针 1 副、1mL 空针 1 副、大纱布 3 块、小纱布 2 块，剪刀、10cm×12cm 无菌透明敷料 1 张）、免洗手消毒液。

4. 查对患者床号与姓名，嘱患者身体移向对侧床边，打开 PICC 穿刺包，手臂外展与身体呈 90°，拉开患者袖管，测量置管的长度与臂围，具体测量方法是：从穿刺点沿静脉走行，到右胸锁关节，再向下至第 3 肋间，为置入导管的长度。接着，在肘横纹上 10cm 处，绕上臂一圈，测出臂围值，做好测量的记录。

5. 戴无菌手套，取出无菌巾垫子穿刺手臂下方，助手协助倒消毒液。消毒皮肤要求是先用乙醇棉球，以穿刺点为中心，进行螺旋式摩擦消毒，范围为直径 ≥ 10cm，当去除皮肤油脂后，再用碘剂以同样的方法，顺时针方向与逆时针方向分别交叉，重复两次进行消毒。建立无菌屏障。铺治疗巾，将止血带放于手臂下方，为扩大无菌区域，还应铺垫大单，铺洞巾。

6. 穿无菌衣、更换无粉手套，先抽取 20mL 生理盐水 2 次，再用 2mL，最后用 1mL 注射器抽取利多卡因 0.5mL。打开 PICC 穿刺导管套件。用生理盐水预冲导管，用拇指和食指轻轻揉搓瓣膜，以确定导管的完整性。再分别预冲连接器、减压套筒、肝素帽和导管外部，最后，将导管浸入生理盐水中充分润滑导管，以减少对血管的刺激。打开穿刺针，去除活塞，将穿刺针连接 5mL 注射器。

7. 扎止血带，并嘱患者握拳，在穿刺点下方，皮下注射利多卡因呈皮球状，进行局部麻醉。静脉穿刺时，一手固定皮肤，另一手持针以进针角度呈 15° ～ 30° 的方向进行穿刺。见到回血后，保持穿刺针与血管的平行，继续向前推进 1 ～ 2mm，然后，保持针芯位置，将插管鞘单独向前推进，要注意避免推进钢针，造成血管壁的穿透。

8. 松开止血带，嘱患者松拳，以左手拇指与食指固定插管鞘，中指压住插管鞘末端处血管，防止出血，接着，从插管鞘内撤出穿刺针。一手固定插管鞘，另一手将导管自插管鞘内缓慢、匀速地 2cm 长度推进。当插入 20cm 左右时，嘱患者头侧向穿刺方，转头并低头，以确保穿刺导管的通畅。在送管过程中，左手的中指要轻压血管鞘末端，以防出血。当导管置入预定的长度时，在插管鞘远端，用纱布加压止血并固定导管。将插管鞘从血管内撤出，连接注射器抽回血，冲洗导管。双手分离导管与导丝衔接处，一手按压穿刺点并固定导管，另一手将导丝以每次 3 ～ 5cm 均匀的速度轻轻抽出，然后撤出插管鞘。当确认预定的置入长度后，在体外预留 5 ～ 6cm，以便于安装连接器。

9. 修剪导管长度，注意勿剪除毛茬，安装连接器。先将减压套筒套到导管上，将导管连接到连接器翼形部分的金属柄上，使导管完全平整的套住金属柄，再将翼形部分的倒钩和减压套筒上的沟槽对齐锁定，最后，轻轻牵拉导管以确保连接器和导管完全锁定。用生理盐水，以脉冲式方法进行冲管，当推至所剩 1mL 液体时，迅速推入生理盐水，连接肝素帽。

10. 导管的固定，是将距离穿刺点 0.5 ～ 1cm 处的导管安装在固定翼的槽沟内。在穿刺点上方，放置一块小纱布吸收渗血，使导管呈弧形，用胶带固定接头，撤出洞巾，再用无菌透明敷料固定导管，要注意无菌透明敷料下缘与胶带下缘平齐。用第 2 条胶带，以蝶形交叉固定于贴膜上，用第 3 条胶带，压在第 2 条胶带上，将签有穿刺时间与患者姓名胶带固定于第 3 条胶带上。用小纱布或输液贴，包裹导管末端，固定在皮肤上。为保护导管以防渗血，用弹力管状绷带加压包扎穿刺处。

11. 向患者交代注意事项。整理用物并洗手。摄胸部 X 线片，以确定导管末端的位置，应在上腔静脉下 1/3 处。

12. 最后在病历上填写置管情况并签名。

**（二）PICC 置管后输液**

1. 输液前，要先进行双人核对医嘱和治疗单，按照六步洗手法进行洗手、戴口罩。准备治疗盘，盘内装有：乙醇棉片、无菌贴膜、已经连有头皮针的含 20mL 生理盐水的注射器、预输入的液体、弯盘、治疗单，以及免洗手消毒液。

2. 进入病房先查对床号姓名，并与患者说明操作的目的，观察穿刺部位，必要时测量臂围。

3. 查对液体与治疗单，常规排气、排液。揭开输液无菌透明敷料反垫于肝素帽下。用 75% 乙醇棉球，擦拭消毒接口约 10 秒钟。再接入头皮针，抽回血，确定导管在血管腔内后，以脉冲式方法冲洗导管，当推至所剩液体为 1mL 时，快速推入。

4. 分离注射器，连接输液导管，松调节器。最后，用无菌透明敷料固定肝素帽和头皮针，在固定头皮针时，固定完毕后，整理患者衣被，调节滴数，交代注意事项并做好记录。

**（三）PICC 冲洗与正压封管**

为了预防导管堵塞，保持长期使用，给药前、后，使用血液制品，静脉采血后应冲管。休疗期应每周冲洗 1 次并正压封管。

1. 用六步法洗手、戴口罩。

2. 准备治疗盘，内装贴膜、含 10 ～ 20mL 生理盐水注射器 1 副、弯盘。

3. 经查对床号姓名，观察穿刺部位，关闭输液调节器。

4. 揭开输液无菌透明敷料反垫于肝素帽下分离输液导管与头皮针，接 10 ～ 20mL 生理盐水注射器，以脉冲式方法冲洗导管。推至最后 1mL 时，进行正压封管。具体方法是：将头皮针尖斜面退至肝素帽末端，待生理盐水全部推入后，拔出头皮针，用无菌透明敷料固定肝素帽。

5. 整理患者衣被，做好观察记录。

**（四）PICC 维护操作**

为保证外周中心静脉导管的正常使用，应保证每天对患者进行消毒维护。

1. 要按六步洗手法进行洗手、戴口罩。

2. 准备用物：治疗盘内装有石油烷、免洗手消毒液、棉签、皮尺、胶布、肝素帽、头皮针连接预冲注射器、弯盘、PICC 维护包（包内装有无菌手套 2 副、75% 乙醇、碘附棉棒各 3 根、乙醇棉片 3 块、小纱布 1 块、10×12cm 高潮气通透贴膜 1 张、胶带 4 条）。

3. 查对床号和姓名，与患者说明导管维护的目的。观察穿刺部位情况，必要时测量臂围。

4. 揭敷料时，要注意由下往上揭，以防带出导管，同时，还要避免直接接触导管。消毒双手，用石油烷擦除胶布痕迹。

5. 戴无菌手套：用消毒棉片消毒固定翼 10 秒钟。用 75% 的乙醇棉棒，去除穿刺点直径约 1cm 以外的胶冻，再用碘附棉棒，以穿刺点为中心进行皮肤消毒 3 次，消毒范围应大于无菌透明敷料范围，包括消毒导管。预冲肝素帽，去除原有肝素帽，用 75% 乙醇棉片，擦拭导管末端。

6. 将注满生理盐水的肝素帽连接导管，用生理盐水，以脉冲式方法进行冲管，当冲至剩 1mL 液体时，将头皮针拔出，使针尖位于肝素帽内，快速推入，然后拔出头皮针。

7. 更换无菌手套，安装固定翼，随后，将导管呈弧形进行胶带固定接头。用透明敷料固定导管，固定时，要保证贴膜下缘与胶带下缘平齐，第 2 条胶带以蝶形交叉固定于无菌透明敷料上，第 3 条胶带压在第 2 条胶带上，第 4 条签上姓名与时间后固定于第 3 条胶带上。用无菌小纱布包裹导管末端，用胶带固定于皮肤，做好维护记录。

## 三、植入式输液港建立与维护

### （一）操作前准备

1. 置管部位的选择　置管部位的选择要综合比较其他发生机械性并发症、导管相关性血流感染的可能性。置管部位会影响发生继发导管相关性血流感染和静脉炎的危险度。置管部位皮肤菌群的密度是造成 CRBSI 的一个主要危险因素。由经过培训的医生依不同的治疗方式和患者体型来选输液港植入的途径：大静脉植入、大动脉植入、腹腔内植入，输液座放于皮下。输液港导管常用的植入部位主要为颈内静脉与锁骨下静脉。非随机实验证实了颈内静脉置管发生相关性感染的危险率高。研究分析显示，床旁超声定位的锁骨下静脉置管与其他部位相比，可以显著降低机械性并发症。对于成年患者，锁骨下静脉对控制感染来说是首选部位。当然，在选择部位时其他的一些因素也应该考虑。目前临床应用较多的是锁骨下静脉，实际植入的位置要根据患者的个体差异决定。植入位置解剖结构应该能保证注射座稳定，不会受到患者活动的影响，不会产生局部压力升高或受穿衣服的影响，注射座隔膜上方的皮下组织厚度在 0.5 ～ 2cm 为适宜厚度。

2. 经皮穿刺导管植入点选择　自锁骨中外 1/3 处进入锁骨下静脉，然后进入胸腔内血管。

### （二）输液港的选择

由医生依不同的治疗方式和患者体型做出选择。标准型及急救凹形输液港适用于不同体型的成年人及儿童患者。双腔输液港适用于同时输入不兼容的药物。术中连接式导管可于植入时根据需要决定静脉导管长度。

输液港种类有多种选择：①单腔末端开口式导管输液港或单腔三向瓣膜式导管输液港；②小型单腔末端开口式导管输液港或小型单腔式三向瓣膜式导管输液港；③双腔末端开口式导管输液港或双腔三向瓣膜式导管输液港。

输液港附件——无损伤针的选择：①蝶翼针输液套件适用于连续静脉输注；②直形及弯形无损伤针适用于一次性静脉输注。

### （三）穿刺输液操作步骤

1. 向患者说明操作过程并做好解释工作。

2. 观察穿刺点和局部皮肤有无红、肿、热、痛等炎性反应，若有应随时更换敷料或暂停使用。

3. 消毒剂及消毒方法：先用乙醇棉球清洁脱脂，向外用螺旋方式涂擦，其半径 10 ~ 12cm。以输液港为圆心，再用碘附棉球消毒 3 遍。

4. 穿刺输液港：触诊定位穿刺隔，一手找到输液港注射座的位置，拇指与食指、中指呈三角形，将输液港拱起；另一手持无损伤针自三指中心处垂直刺入穿刺隔，直达储液槽基座底部。穿刺时动作要轻柔，感觉有阻力时不可强行进针，以免针尖与注射座底部推磨，形成倒钩。

5. 穿刺成功后，应妥善固定穿刺针，不可任意摆动，防止穿刺针从穿刺隔中脱落。回抽血液判断针头位置无误后即可开始输液。

6. 固定要点：用无菌纱布垫在无损伤针针尾下方，可根据实际情况确定纱布垫的厚度，用无菌透明敷料固定无损伤针，防止发生脱落。注明更换无菌透明敷料的日期和时间。

7. 输液过程中如发现药物外渗，应立即停止输液，并即刻给予相应的医疗处理。

8. 退针：为防止少量血液反流回导管尖端而发生导管堵塞，撤针应轻柔，当注射液剩下最后 0.5mL 时，为维持系统内的正压，以两指固定泵体，边推注边撤出无损伤针，做到正压封管。

9. 采血标本时，用 10mL 以上注射器以无菌生理盐水冲洗，初始抽至少 5mL 血液并弃置，儿童减半，在更换注射器抽出所需的血液量，诸如备好的血标本采集试管中。

10. 连接输液泵设定压力超过 25psi（磅／平方英寸）时自动关闭。

11. 以低于插针水平位置换肝素帽。

12. 封管，以加压的形式从圆形注射港的各角度边推注药液边拔针的方法拔出直角弯针针头暂停输注，每月用肝素盐水封管 1 次即可。

### （四）维护时间及注意事项

1. 时间

（1）连续性输液，每 8 小时冲洗 1 次。

（2）治疗间歇期，正常情况下每 4 周维护 1 次。

（3）动脉植入、腹腔植入时，每周维护 1 次。

2. 维护注意事项

（1）冲、封导管和静脉注射给药时必须使用 10mL 以上的注射器，防止小注射器的压强过大，损伤导管、瓣膜或导管与注射座连接处。

（2）给药后必须以脉冲方式冲管，防止药液残留注射座。

（3）必须正压封管，防止血液反流进入注射座。

（4）不能用于高压注射泵推注造影剂。

# 第五节　无菌技术

## 一、目的

保持无菌物品和无菌区域不被污染，防止病原微生物侵入或传播给他人。

## 二、用物

无菌钳及镊子罐，无菌治疗巾，无菌手套，无菌容器，无菌溶液，治疗盘，污物碗。

## 三、评估

操作环境：操作台宽阔、清洁、干燥，治疗室光线明亮，在 30 分钟内无打扫。

## 四、操作要点

1. 无菌持物钳

（1）核对无菌钳包有无破损及消毒日期。

（2）打开无菌钳包。

（3）取出镊子罐立于治疗台面上。

（4）标明打开日期及时间。

2. 取无菌治疗巾及铺无菌盘

（1）检查无菌包及包皮有无破损，核对灭菌日期。

（2）检查治疗盘是否清洁、干燥。

（3）无菌治疗巾包应放在清洁、干燥、平坦宽敞处。

（4）打无菌治疗巾包，取出治疗巾并铺于无菌盘中应在清洁、干燥、平坦宽敞处操作。

3. 取无菌溶液

（1）核对及检查所用溶液瓶签、名称、浓度、有效期，瓶子有无裂缝，检查溶液有无沉淀、浑浊及变色。

（2）按要求打开溶液瓶，取无菌溶液无污染。

（3）倒无菌溶液置入无菌容器内，将治疗巾盖好，注明开瓶时间。

4. 戴无菌手套

（1）取下手表，洗手。

（2）核对手套包上的号码和灭菌日期。

（3）按要求戴手套，将手套的翻转处套在工作服衣袖外边。

（4）脱手套方法正确。

## 五、注意事项

1. 治疗盘必须清洁干燥，无菌巾避免潮湿。

2. 铺巾时不可触及无菌面，覆盖无菌巾时对准边缘，一次盖好，避免污染。

3. 无菌盘有效期时间为 4 小时。

4. 无菌持物钳取时不可触及容器口边缘及溶液以上的容器内壁。使用时应保持钳端向下，不可倒转向上，用后立即放入容器中。如到远处夹取物品时，无菌持物钳应连同容器一并搬移，就地取出使用。无菌持物钳只能用于夹取无菌物品，不能用于换药和消毒皮肤。

5. 不可将无菌物品或非无菌物品伸入到无菌溶液瓶内蘸取或直接接触瓶口倒液。

6. 倒出的无菌溶液不可倒回瓶内。

7. 未戴手套的手不可触及手套外面，戴手套的手则不可触及未戴手套的手及手套的里面。

8. 手套破裂或污染，立即更换。

# 第六节　住院患者清洁护理方法

## （一）全身沐浴

1. 目的

（1）清除皮肤污垢，保持皮肤清洁，使患者舒适。

（2）增强皮肤血液循环及排泄功能，预防皮肤感染及褥疮发生。

（3）观察和了解患者的一般情况，满足身心需要。

2. 用物　脸盆、肥皂、面巾、浴巾、大毛巾、清洁衣裤及拖鞋等。

3. 操作要点

（1）观察患者一般情况，决定能否入浴。

（2）调节浴室温度至 22 ~ 24℃，水温以 40℃左右为宜。

（3）携物送患者入浴室。交代注意事项，如调节水温方法、呼叫铃的应用、注意安全、贵重物品保管等。

（4）对体弱患者给予必要协助，避免患者过劳。

（5）浴室不可锁门，可在门外挂牌示意，以便护士随时观察，避免意外。

（6）注意患者入浴时间，若时间过久应予询问。

（7）沐浴后，观察患者一般情况，必要时做记录。

4. 注意事项

（1）空腹或饱餐后避免沐浴。7 个月以上孕妇禁盆浴，衰弱、创伤及心脏病需卧床休息的患者不宜自行沐浴。

（2）防止患者受冻、烫伤、跌滑、眩晕等意外情况发生，一旦发生异常及时处理。

（3）视患者情况指导患者选择盆浴或沐浴。

### （二）床上擦浴

1. 目的　同全身沐浴。

2. 用物　护理车上备：热水壶、污水桶、毛巾、清洁衣裤、50% 酒精、便器及爽身粉，必要时备小剪刀、屏风，以及患者自己的面巾、肥皂（沐浴液）、梳子、脸盆。

3. 操作要点

（1）向患者解释，关闭门窗，用屏风遮挡患者。室温在 24℃左右。

（2）按需给便器。

（3）根据病情放平床头及床尾，松床头，盖被。

（4）备水，水温一般 50℃左右。试温，以患者耐受度及季节调温。

（5）将擦洗毛巾折叠成手套形，浴巾铺于擦洗部位下面，擦洗顺序为眼、鼻、耳、脸、上肢、双手、胸腹、背部、下肢、会阴部，手脚可直接浸泡在盆内清洗。

（6）擦洗方法

①先用擦伤肥皂的湿毛巾擦洗。

②清洁湿毛巾擦净肥皂。

③拧干毛巾后再次擦洗。

④用大毛巾边按摩边擦干。

（7）骨隆凸处擦洗后用 50% 酒精按摩。

（8）必要时梳发、剪指甲、换清洁衣裤。

4. 注意事项

（1）注意保暖，每次至暴露正在擦洗的部位，并防止不必要的暴露及湿污床单。

（2）擦洗动作平稳有力，以刺激循环并减少瘙痒感。

（3）体贴患者，保护患者自尊；减少翻动次数，不要使患者过度疲劳。

（4）仔细擦净颈部、耳后、腋窝、腹股沟皮肤褶皱处。

（5）擦洗过程中，及时更换热水及清水。保持水温适宜。

（6）注意观察患者情况，出现不适，立即停火自擦洗，及时给予处理。

（7）皮肤有异常应予记录，并采取相应措施。

（8）护士注意节力。擦浴时使患者移近护士，减少不必要的劳动；并避免不必要的走动。

### （三）足浴

1. 目的

（1）促进末梢循环，保持局部皮肤清洁，预防褥疮。

（2）使患者舒适，易于入睡。

（3）促进炎症吸收，治疗局部疾患。

2. 用物　足盆内盛热水（42℃左右）、小毛巾、大毛巾各1条、橡皮单、50%酒精，必要时备肥皂。

3. 操作要点

（1）向患者解释以取得合作，患者仰卧屈膝。

（2）脚下垫橡皮单、大毛巾，放上足盆。水温适合，防烫伤。

（3）双足浸泡片刻后擦洗，酌情用肥皂。勿溅湿床单。

（4）用大毛巾擦干双足，必要时内外踝用50%酒精按摩。

## （四）床上洗头

1. 目的　清除污秽，增进头发血液循环。预防头部寄生虫及皮肤感染。

2. 用物　马蹄型垫或洗头器、橡皮单、毛巾、浴巾、别针、污水桶、纱布或眼罩、棉球、洗发液、梳子、热水、脸盆。有条件者可备电吹风、洗头车，更便于操作。

3. 操作要点

（1）调节室温，以24℃左右为宜。

（2）向患者解释，移开床旁桌椅。

（3）帮助患者头靠近床边，屈膝仰卧。肩下置橡皮单，解开衣领，颈部围毛巾，并用别针固定。

（4）马蹄形垫用塑料布包裹后置于颈后，开口朝下，塑料布另一头形成槽下部接污水桶。

（5）棉球塞两耳，纱布或眼罩遮住双眼。

（6）试水温后湿润头发，使用洗发液从发际向头部揉搓，用梳子梳理除去脱发，放于污物袋。

（7）用热水冲洗头发，直到洗净为止。

（8）擦干头发及面部，撤去用物。

4. 注意事项

（1）注意保暖，时间不宜过长，洗发后及时擦干头发以防着凉。

（2）注意保护被褥、衣服清洁干燥，勿使水流入患者眼、耳内。

（3）注意水温，防止烫伤。

（4）注意观察病情变化。

（5）不宜给衰弱患者洗发

# 第二章

## 第一节　消化系统常见症状的护理

### 一、恶心、呕吐（nausea，vomit）

恶心是上腹部一种紧迫欲吐的不适感，可单独存在，但常为呕吐的先兆，是延髓的呕吐中枢受到刺激的结果。恶心严重时可伴有迷走神经兴奋症状，如皮肤苍白、头晕、流涎和心动过速。

呕吐是胃内容物或部分肠内容物通过食管逆流出口腔的反射动作。呕吐可排出胃内有毒物质，对人体有保护作用，但持久而剧烈的呕吐可引起脱水、电解质紊乱及营养障碍等不良结果。

**（一）评估**

1. 病因评估

（1）反射性呕吐

①消化系统疾病：①口咽刺激；②胃肠疾病：如急性胃肠炎、慢性胃炎、幽门梗阻、肠梗阻等；③肝、胆、胰疾病：如急性肝炎、急性胆囊炎、胆石症、急性胰腺炎等；④腹膜及肠系膜疾病：如急性腹膜炎。

②其他系统疾病：①泌尿系统及生殖系统疾病：如泌尿系统结石、肾绞痛、急性肾盂肾炎、盆腔炎等；②心血管疾病：如急性心肌梗死、心力衰竭及休克等；③眼部疾病：如青光眼、屈光不正等；④急性传染病。

（2）中枢性呕吐

①中枢神经系统疾病：①中枢神经感染：如各种病原体引起的脑膜炎、脑炎；②颅内血管疾病：如脑出血、脑栓塞或脑动脉血栓形成等；③颅脑损伤：如脑震荡、颅内血肿。

②药物或化学毒物的作用：如洋地黄、各类抗菌药物、抗癌药物以及砷、有机磷等。

③其他：如妊娠、代谢障碍（如尿毒症）、酮中毒、低钠血症等。

（3）前庭障碍性呕吐：如迷路炎、晕动病等。

（4）神经官能性呕吐：如胃神经官能症、癔症等。

2. 症状评估

（1）发作状态：注意呕吐前有无恶心，呕吐发生的时间、频率、呕吐方式，呕吐与进食的关系。

（2）呕吐物的量、性状和特点：观察呕吐物的性质、气味和量及消化程度，并注意是否混有血液、胆汁、粪便等。上消化道出血时呕吐物呈咖啡色甚至鲜红色；消化性溃疡并发幽门梗阻时呕吐常在餐后发生，呕吐量大，呕吐物含酸性发酵宿食；低位肠梗阻时呕吐物带粪臭味；急性胰腺炎可出现频繁剧烈的呕吐，吐出胃内容物甚至胆汁。呕吐频繁且量大者可引起水电解质紊乱、代谢性碱中毒。

（3）伴随症状及身心状况：是否伴有腹痛、腹泻、食欲减退、发热、头痛、眩晕等，以及患者的生命体征、神志、营养状况，有无疲乏无力，有无焦虑、抑郁及其程度。如伴腹泻多见于急性胃肠炎或细菌性食物中毒、霍乱等；长期呕吐伴畏食者可致营养不良；伴右上腹痛及发热、寒战或有黄疸者应考虑胆囊炎或胆石症。

3. 实验室评估　呕吐物的毒物分析或细菌培养等检查，呕吐量大者监测血清电解质、酸碱平衡状况。

**（二）护理措施**

（1）清醒患者呕吐时应协助其坐起或侧卧位，膝部弯曲，使其头偏向一侧，取容器接呕吐物；对昏迷患者应尽可能吸尽口腔呕吐物，避免因不慎将呕吐物吸入气道而引发窒息。

（2）观察呕吐特点，记录呕吐的次数，呕吐物的性质、量、颜色及气味。

（3）呕吐后应及时给患者漱口，清理被污染的床褥、衣被等。

（4）监测生命体征，准确记录出入水量，观察有无脱水征象。

（5）积极补充水分和电解质，口服补液时，应少量多次饮用，以免引起恶心呕吐，严重时应遵医嘱予以静脉补液。

（6）当出现恶心、呕吐时鼓励患者做深呼吸或转移注意力，对频繁呕吐的患者可针刺内关、足三里等穴位，或按医嘱给甲氧氯普胺（胃复安）、多潘立酮（吗丁啉）等止呕药物。镇吐药物可引起倦怠、嗜睡等反应，应予以解释。对剧烈呕吐的患者，应用镇吐剂后，尤应加强观察，以防掩盖其他病情。

（7）使用棉签、纱布清洁口腔时，注意避免刺激舌、咽、上腭等，以防诱发呕吐。

## 二、腹痛（bellyache/abdominal pain）

腹痛是指各种原因引起的腹部的疼痛，为消化系统最常见症状，也是患者就诊的重要原因。腹痛可为器质性或功能性，多数由腹部脏器疾病引起，但胸部及全身性疾病也可引起腹痛。

**（一）评估**

1. 病因评估　急性腹痛多由腹腔脏器的急性炎症、扭转或破裂，空腔脏器梗阻或扩张，腹腔内血管阻塞等引起；慢性腹痛的原因常为腹腔脏器的慢性炎症、腹腔脏器包膜的张力增加、消化性溃疡、胃肠神经功能紊乱、肿瘤压迫及浸润等。

2. 症状评估

（1）发作状态及诱发因素：了解起病急骤或缓慢，腹痛与进食、活动、体位等因素的关系；多数腹痛有一定的诱发因素，如胆囊炎或胆石症发作前常有进食肥腻食物，急性胰腺炎发作前常有酗酒史。

（2）腹痛的部位、性质、程度和持续时间：腹痛可表现为隐痛、钝痛、灼痛、胀痛、刀割样痛、钻痛或绞痛等，可为持续性或阵发性疼痛，其部位、性质和程度常与疾病有关。如胃、十二指肠疾病引起的腹痛多为中上腹部隐痛、灼痛或不适感，伴畏食、恶心、呕吐、嗳气、反酸等。小肠疾病多呈脐周疼痛，并有腹泻、腹胀等表现。大肠病变所致的腹痛为腹部一侧或双侧疼痛。急性胰腺炎常出现上腹部剧烈疼痛，为持续性钝痛、钻痛或绞痛，并向腰背部呈带状放射。急性腹膜炎时疼痛弥漫全腹，腹肌紧张，有压痛、反跳痛。

（3）伴随症状：腹痛可伴有恶心、呕吐、腹泻、呕血、便血、血尿、发热等症状，如腹痛伴发热寒战者显示有炎症存在，见于急性胆管感染、胆囊炎、肝脓肿等；腹痛伴黄疸者可能与胆系疾病或胰腺疾病有关；腹痛伴休克，同时有贫血者可能是腹腔脏器破裂，无贫血者则见于胃肠穿孔、绞窄性肠梗阻、急性出血性坏死性胰腺炎。

（4）全身评估：评估患者生命体征、神志、神态、体位、营养状况，以及有关疾病的相应体征等。

3. 实验室及其他检查　根据不同病种进行相应的实验室检查，必要时需做X线检查、消化内镜检查、B超检查等。

**（二）护理措施**

1. 疼痛评估　观察并记录患者腹痛的部位、性质及程度，发作的时间、频率、持续时间，以及相关疾病的其他临床表现。

2. 指导患者采用非药物性缓解疼痛的方法

（1）分散注意力：如深呼吸、数数、谈话等。

（2）行为疗法：如放松技术、冥想、音乐疗法、生物反馈等。

（3）局部热疗法：除急腹症外，对疼痛局部可使用热水袋进行热敷，从而解除肌肉痉挛而达到止痛效果。

（4）针灸止痛：根据不同疾病和疼痛部位选择针疗穴位。

3. 药物止痛 根据病情、疼痛性质和程度遵医嘱给予药物止痛。癌性疼痛应遵循按需给药的原则，有效控制患者的疼痛，疼痛缓解或消失后及时停药。观察药物的止痛效果及不良反应。急性剧烈腹痛诊断未明时，不可随意使用镇痛药物，以免掩盖症状，延误病情。

4. 生活护理 协助患者取适当体位以利于休息，减少疲劳感和体力消耗。急性剧烈腹痛患者应卧床休息，要加强巡视，随时了解和满足患者所需，做好生活护理。烦躁不安者应采取防护措施，防止坠床等意外发生。

5. 心理护理 针对性地对患者进行心理疏导，使其减轻紧张恐惧心理，精神放松，情绪稳定，从而利于增强患者对疼痛的耐受性，减轻疼痛。

## 三、腹胀（abdominal distention）

腹胀是一种腹部胀满、膨隆的不适感觉，可由胃肠道积气、积食或积粪、腹腔积液、气腹、腹腔内肿物、胃肠功能紊乱等引起，亦可由低钾血症所致。

### （一）评估

1. 病因评估

（1）胃肠胀气

①吞咽大量空气：如饮用大量碳酸饮料、嚼口香糖、张口呼吸、打鼾、吃饭狼吞虎咽等，以及十二指肠溃疡、胆囊炎、食管炎等任何引起胸腹部疼痛及恶心、呕吐的疾病，都会使人在不知不觉中吞下大量的空气。

②胃肠道内产气过多：包括消化不良、食入大量不易消化的食物或产气食物。

③肠内气体通过障碍：一般情况下，小肠梗阻时腹部膨胀是逐渐增加的；大肠梗阻时则是严重腹胀，但症状亦是逐渐出现的；但是高位性小肠梗阻时最明显的症状是呕吐，当腹部剧烈疼痛时呕吐呈喷射状，且含绿色胆汁；低位性小肠梗阻时有明显的腹胀，且呕吐物呈粪臭味；大肠梗阻时有明显的腹胀、完全性便秘，呕吐少见。

④肠壁气体吸收障碍：如门脉高压、各种原因引起的肠炎、结肠过敏等，因胃肠血液循环障碍使得消化吸收功能降低，影响气体的吸收。

⑤肠蠕动减弱：如肠梗阻、肠麻痹、巨结肠症、甲状腺功能低下、低钾血症、长期卧床或使用药物（如吗啡、654-2）。

（2）腹腔积液

①低蛋白血症：造成胶体渗透压降低。

②水分排泄障碍：因血清中含高浓度的抗利尿激素（ADH），使排尿量减少。

③类固醇分泌过多：醛固酮过多症是因肝脏无法代谢醛固酮，使水钠重吸收增加，排尿量减少，水分存积于体内。

④渗出性腹腔积液：引起的病因包括癌症侵犯腹膜、结核性腹膜炎、腹外伤、主动脉瘤破裂、胆管或肠道穿孔等。

⑤漏出性腹腔积液：引起的病因包括肝硬化、心力衰竭、肾病综合征等。

（3）腹腔内肿物：包括腹腔内的组织或器官发生肿大形成腹腔内异常包块，如肝硬化、脾大；腹腔内巨大肿瘤或肿物。

2. 症状评估

（1）发作状态：腹胀出现的时间长短、发展速度，询问患者过去有无胃炎、溃疡病、腹部手术史、心血管系统疾病、呼吸系统疾病、肝肾疾病及外伤史。

（2）腹胀的部位、程度。

（3）伴随症状及体征：有无腹痛、恶心、呕吐、食欲不振、呼吸困难、排便异常、体重减轻等。

如伴有蜘蛛痣、肝掌、肚脐周围静脉曲张则考虑肝硬化所造成的腹腔积液和门脉高压；伴有肠鸣音 > 10 次 /min、声音高调亢奋则表明有肠梗阻；腹部叩诊如为鼓音则为肠胀气，若为移动性浊音，则应考虑腹腔积液的可能，若为实音，则为腹部肿物。

（4）全身评估：评估患者生命体征、神志、体重、腹围、出入量、体位、行动、营养状况，有无精神紧张、焦虑不安等，以及有关疾病的相应体征。

## （二）护理措施

1. 胀气

（1）根据病情，针对性地选择以下措施

①肛管排气法：将肛管由肛门插入直肠，排除肠腔内积气，减轻腹胀。

②胃肠减压法：对于术后肠蠕动未恢复或肠梗阻的患者，给予插入胃管以抽出胃液和气体达到减轻腹胀的作用。

③热敷腹部顺时针按摩法：热敷执行完后应注意排气的时间，腹胀是否减轻或解除。

④给予洗肠或软便剂：如是便秘引起的腹胀，则根据医嘱给予洗肠或软便剂，以促进肠蠕动。

（2）保持病室安静：倾听患者的不安、不满、不舒适及痛苦的主诉，并使之获得充分的休息。

（3）适时告诉患者病情：使之对自己的疾病有所认识、了解，避免害怕与焦虑。

（4）饮食：限制产气食物如豆制品、芋头、土豆、包心菜、洋葱、牛奶、汽水、啤酒、胡萝卜，多摄取促进肠蠕动的蔬菜、糙米和富含纤维素的食品。限制发酵食品，如面包、馒头、面食类。必要时少量多餐，严重腹胀时禁食。

（5）增加活动量，经常更换体位，以促进肠蠕动。

2. 腹腔积液

（1）每日详细记录出入水量，并根据出入水量随时评估患者体液平衡的情况。

（2）根据病情定期在同一时间、同一条件下测量体重、腹围，并记录。

（3）维持水及电解质平衡：合理安排和调整输液顺序，密切观察皮肤弹性或者黏膜干燥情况，必要时监测中心静脉压；观察并记录生命体征、体重、出入水量及尿比重，作为液体补充的根据；给予低钾血症患者补钾；监测尿及血清电解质的生化检验值，并随时报告不正常值，以便及时补充和调整。

（4）饮食：腹腔积液患者常伴有食欲不振，故饮食应符合患者的嗜好，以促进患者的食欲为原则。采用高蛋白、高维生素、低钠易于消化的饮食，必要时限制水分，少量多餐。若合并肾病，则应给予低蛋白饮食。限制易发酵食品，如马铃薯、碳酸饮料。腹腔积液严重时，可遵医嘱禁食。

（5）药物治疗的护理：遵医嘱给予利尿剂，告知患者利尿剂用后的反应及不良反应；应用利尿剂应注意监测血压、脉搏、体重、腹围及血清电解质、肝功能等；嘱患者多食含钾高的食物如柑橘、菠菜、牛奶、蛋类、豆类；腹腔积液严重时，为增加胶体渗透压，可遵医嘱输入新鲜冷冻血浆，再用利尿剂加速体液的排出。

（6）腹腔穿刺放液的护理：当饮食和药疗法无法有效控制腹腔积液的形成时，则采取腹腔穿刺放液术，暂时缓解腹腔积液所带来的不适。护理措施见本章腹腔穿刺术的护理。

（7）卧位：协助患者采取舒适卧位，如半坐卧位或高坐卧位，维持安静的治疗环境。

（8）皮肤护理：保持皮肤完整性，加强翻身，预防压疮，剪短手指甲以防抓伤皮肤。

（9）加强心理护理。

## 四、腹泻（diarrhea）

排便次数增多，粪便稀薄并带有黏液、脓血或未消化的食物，称为腹泻。腹泻多由肠管蠕动增快，水分不能充分吸收以及肠分泌增多、脂肪消化不良而引起。

### （一）评估

1. 病因评估　腹泻多由于肠道疾病引起，其他原因有药物、全身性疾病、过敏和心理因素等。

2. 症状评估

（1）发作状态：腹泻发生的时间、与进食的关系。急性腹泻起病多骤然，病程较短，多为感染或食物中毒；慢性腹泻病程较长，多见于慢性感染、炎症、吸收不良或肠道肿瘤。食物中毒所致的腹泻多有不洁食物进食史，进食某些食物后即发生腹泻可能与过敏反应有关，神经官能性腹泻多发生于进食后1h左右。

（2）评估粪便的性状、次数、量、气味及颜色：小肠病变引起的腹泻粪便呈糊状或水样，可含有未完全消化的食物成分；大肠病变引起的腹泻粪便可含脓、血、黏液，病变累及直肠可出现里急后重。阿米巴痢疾的大便呈暗红色（或果酱样）；如为细菌感染，则初为水样后为黏液血便或脓血便；粪便中带大量黏液而无病理成分者常见于肠易激综合征。

（3）伴随症状：有无腹痛及疼痛的部位，有无里急后重、恶心呕吐、发热等伴随症状。如急性腹泻常有腹痛，尤以感染性腹泻为明显。小肠疾病的腹泻疼痛常在脐周，便后腹痛多不缓解，而结肠疾病则疼痛多在下腹，且便后疼痛常可缓解或减轻。

（4）全身评估：评估患者的生命体征、神志、尿量、皮肤弹性、肛周皮肤等，有无口渴、疲乏无力等失水表现，有无水电解质紊乱、酸碱失衡等。慢性腹泻时应注意患者的营养状况，有无消瘦、贫血体征。腹部体检时了解有无腹部肿块或腹腔积液、肠鸣音情况。有无精神紧张、焦虑不安等。

3. 实验室评估　粪便标本的显微镜检查或细菌检查，监测血清电解质、酸碱平衡状况。

**（二）护理措施**

1. 病情观察　包括排便情况、伴随症状、全身情况及血生化指标的监测。

2. 合理饮食　选择低脂、少渣、易消化食物，适当补充水分和食盐，避免食用茄子、韭菜、芹菜、酸性食物和碳酸类饮料等多纤维易胀气的食物，避免刺激性食物。急性腹泻应根据病情和医嘱采取禁食，逐渐过渡到流质、半流质、软食以至普通饮食。

3. 活动与休息　急性起病、全身症状明显的患者应卧床休息，避免精神紧张，注意腹部保暖。慢性轻症者可适当活动。

4. 用药护理　遵医嘱给予抗感染药物、止泻药以及输液。应用止泻药时注意观察患者排便情况，腹泻得到控制时及时停药。应用解痉止痛剂如阿托品时，注意观察药物不良反应如口干、视力模糊、心动过速等。

5. 肛周皮肤护理　排便后应用温水清洗肛周，保持肛门清洁干燥。排便次数较多、肛门刺激较明显者，给予便后温水坐浴或肛门热敷，可用凡士林油或抗生素软膏涂抹肛周，以保护肛周皮肤，促进损伤处愈合。

6. 心理护理　向患者解释情绪、运动与肠道活动的关系。指导患者作松弛训练，安排患者每天至少用20～30min进行做操、散步等活动，减轻心理不安和恐惧。

## 五、吞咽困难（dysphagia）

吞咽困难是由于下颌、双唇、舌、软腭、咽喉、食道上括约肌或食道功能受损所致的吞咽功能障碍，表现为吞咽费力，咽食或饮水时有梗阻感觉或发噎感，吞咽过程较长，伴有或不伴有吞咽痛，严重时不能咽下食物。

**（一）评估**

1. 病因评估

（1）口咽部疾病：如口炎、咽炎、咽后壁脓肿、咽肿瘤等。

（2）食管疾病：如食管炎、食管瘢痕性狭窄、食管癌、胃食管反流病、贲门失弛缓症等。

（3）神经肌肉病：如各种原因引起的球麻痹、重症肌无力、多发性肌炎等。

（4）结缔组织病：如系统性硬化症累及食管。

（5）纵隔肿瘤、主动脉瘤等压迫食管。

（6）精神性疾病：如癔症等。

2. 症状评估

（1）发作状态：评估患者起病形式是渐进性的还是突发的，有无外伤史。

（2）评估患者的吞咽动作，吞咽障碍持续时间及严重程度，梗阻平面。

（3）伴随症状：是否存在反流，是否存在疼痛及声音嘶哑，吞咽时是否出现咳嗽或气梗；有无无法解释的体重下降、反复肺部炎症，有无进食习惯的改变，或是牙齿疾患或颈椎病等。

（二）护理措施

1. 饮食护理　吞咽困难的患者进食量少，必然导致营养失调，因此应嘱患者保证饮食的质量，并根据病情鼓励患者进流质或半流质饮食，但应少食多餐，避免粗糙、过冷、过热和有刺激的食物，如浓茶、咖啡、辣椒、醋酸、酒及对食管黏膜有损害的药物，应禁烟。中晚期食管癌引起的吞咽困难，可插胃管进行鼻饲要素饮食，以保证营养平衡，为手术、化疗和放疗创造条件。

2. 静脉补充营养　静脉内给予治疗药物的同时，可酌情静脉补充高价营养，如静脉用多种维生素、脂肪乳、血浆等，以增强体质配合治疗。输注营养液时，应严格注意无菌操作，防止污染，并做好输液的巡视工作，定期测体重和判断营养状况。

3. 病情观察　认真、细致的观察病情变化，首先了解吞咽困难的原因，实施对症护理，告诉患者注意事项，并做好解释工作，配合医生做出正确判断。

4. 睡眠与休息　吞咽困难的患者进食量相对减少，身体衰弱，故应保证足够的睡眠以减少机体消耗，增加抵抗力，但应注意睡眠的姿势。

5. 对症护理　进食后出现呕吐的患者，应立即将头偏向一侧，防止呕吐物吸入气管引起窒息，仔细观察呕吐物的性质、颜色、气味及量的变化，并立即清洁口腔，清除被褥上的呕吐物以减少恶性刺激。患者进食后出现胸闷、胸痛，应报告医生及时处理。

6. 心理护理　吞咽困难的患者进食时常伴有疼痛，因而可能出现畏食或拒食，导致营养不良而加重病情。医护人员应从心理上给予安慰，耐心地向患者讲明疾病发生、发展规律及康复过程，帮助患者了解病情，正确指导进食的方法及应配合的体位，消除患者的恐惧心理，使患者积极地进食，配合治疗，以期改善吞咽困难的症状。

7. 加强基础护理　口腔护理是防止口腔感染、保持口腔正常生理功能及促进食欲的重要措施，清晨、餐后及睡前均应进行口腔护理。长期卧床的患者应多翻身，以防止压疮的发生。

# 第二节　急性胃炎

## 一、概述

急性胃炎指由各种原因引起的急性胃黏膜炎症，其病变可以仅局限于胃底、胃体、胃窦的任何一部分，病变深度大多局限于黏膜层，严重时则可累及黏膜下层、肌层，甚至达浆膜层。临床表现多种多样，可以有上腹痛、恶心、呕吐、上腹不适、呕血、黑粪，也可无症状，而仅有胃镜下表现。急性胃炎的病因虽然多样，但各种类型在临床表现、病变的发展规律和临床诊治等方面有一些共性。大多数患者，通过及时诊治能很快痊愈，但也有部分患者其病变可以长期存在并转化为慢性胃炎。

## 二、护理评估

（一）健康史

评估患者既往有无胃病史，有无服用对胃有刺激的药物，如阿司匹林、保泰松、洋地黄、铁剂等，评估患者的饮食情况及睡眠。

**（二）临床症状评估与观察**

1. 腹痛的评估　患者主要表现为上腹痛、饱胀不适。多数患者无症状，或症状被原发疾病所掩盖。

2. 恶心、呕吐的评估　患者可有恶心、呕吐、食欲不振等症状，注意观察患者呕吐的次数及呕吐物的性质、量的情况。

3. 腹泻的评估　食用沙门菌、嗜盐菌或葡萄球菌毒素污染食物引起的胃炎患者常伴有腹泻。评估患者的大便次数、颜色、性状及量的情况。

4. 呕血和（或）黑粪的评估　在所有上消化道出血的病例中，急性糜烂出血性胃炎所致的消化道出血占 10% ~ 30%，仅次于消化性溃疡。

**（三）辅助检查的评估**

1. 病理　主要表现为中性粒细胞浸润。

2. 胃镜检查　可见胃黏膜充血、水肿、糜烂、出血及炎性渗出。

3. 实验室检查　血常规检查：糜烂性胃炎可有红细胞、血红蛋白减少。大便常规检查：大便潜血阳性。血电解质检查：剧烈腹泻患者可有水、电解质紊乱。

**（四）心理 – 社会因素评估**

1. 生活方式　评估患者生活是否规律，包括学习或工作、活动、休息与睡眠的规律性，有无烟酒嗜好等。评估患者是否能得到亲人及朋友的关爱。

2. 饮食习惯　评估患者是否进食过冷、过热、过于粗糙的食物；是否食用刺激性食物，如辛辣、过酸或过甜的食物，以及浓茶、浓咖啡、烈酒等；是否注意饮食卫生。

3. 焦虑或恐惧　因出现呕血、黑粪或症状反复发作而产生紧张、焦虑、恐惧心理。

4. 认知程度　是否了解急性胃炎的病因及诱发因素，以及如何防护。

**（五）腹部体征评估**

上腹部压痛是常见体征，有时上腹胀气明显。

## 三、护理问题

1. 腹痛　由胃黏膜的炎性病变所致。
2. 营养失调：低于机体需要量　由胃黏膜的炎性病变所致的食物摄入、吸收障碍所致。
3. 焦虑　由呕血、黑粪及病情反复所致。

## 四、护理目标

1. 患者腹痛症状减轻或消失。
2. 患者住院期间保证机体需热量，维持水电解质及酸碱平衡。
3. 患者焦虑程度减轻或消失。

## 五、护理措施

**（一）一般护理**

1. 休息　患者应注意休息，减少活动，对急性应激造成者应卧床休息，同时应做好患者的心理疏导。

2. 饮食　一般可给予无渣、半流质的温热饮食。如少量出血可给予牛奶、米汤等以中和胃酸，有利于黏膜的修复。剧烈呕吐、呕血的患者应禁食，可静脉补充营养。

3. 环境　为患者创造整洁、舒适、安静的环境，定时开窗通风，保证空气新鲜及温湿度适宜，使其心情舒畅。

**（二）心理护理**

1. 解释症状出现的原因　患者因出现呕血、黑粪或症状反复发作而产生紧张、焦虑、恐惧心理。

护理人员应向其耐心说明出血原因，并给予解释和安慰。应告知患者，通过有效治疗，出血会很快停止；并通过自我护理和保健，可减少本病的复发次数。

2. 心理疏导　耐心解答患者及家属提出的问题，向患者解释精神紧张不利于呕吐的缓解，特别是有的呕吐与精神因素有关，紧张、焦虑还会影响食欲和消化能力，而树立信心及情绪稳定则有利于症状的缓解。

3. 应用放松技术　利用深呼吸、转移注意力等放松技术，减少呕吐的发生。

（三）治疗配合

1. 患者腹痛的时候　遵医嘱给予局部热敷、按摩、针灸，或给予止痛药物等缓解腹痛症状，同时应安慰、陪伴患者以使其精神放松，消除紧张恐惧心理，保持情绪稳定，从而增强患者对疼痛的耐受性；非药物止痛方法还可以用分散注意力法，如数数、谈话、深呼吸等；行为疗法，如放松技术、冥想、音乐疗法等。

2. 患者恶心、呕吐、上腹不适　评估症状是否与精神因素有关，关心和帮助患者消除紧张情绪。观察患者呕吐的次数及呕吐物的性质和量的情况。一般呕吐物为消化液和食物时有酸臭味。混有大量胆汁时呈绿色，混有血液呈鲜红色或棕色残渣。及时为患者清理呕吐物、更换衣物，协助患者采取舒适体位。

3. 患者呕血、黑粪　排除鼻腔出血及进食大量动物血、铁剂等所致呕吐物呈咖啡色或黑粪。观察患者呕血与黑粪的颜色性状和量的情况，必要时遵医嘱给予输血、补液、补充血容量治疗。

（四）用药护理

1. 向患者讲解药物的作用、不良反应、服用时的注意事项，如抑制胃酸的药物多于饭前服用；抗生素类多于饭后服用，并询问患者有无过敏史，严密观察用药后的反应；应用止泻药时应注意观察排便情况，观察大便的颜色、性状、次数及量，腹泻控制时应及时停药；保护胃黏膜的药物大多数是餐前服用，个别药例外；应用解痉止痛药如654-2或阿托品时，会出现口干等不良反应，并且青光眼及前列腺肥大者禁用。

2. 保证患者每日的液体入量，根据患者情况和药物性质调节滴注速度，合理安排所用药物的前后顺序。

（五）健康教育

1. 应向患者及家属讲明病因，如是药物引起，应告诫今后禁止用此药；如疾病需要必须用该药，必须遵医嘱配合服用制酸剂以及胃黏膜保护剂。

2. 嗜酒者应劝告戒酒。

3. 嘱患者进食要有规律，避免食生、冷、硬及刺激性食物和饮料。

4. 让患者及家属了解本病为急性病，应及时治疗及预防复发，防止发展为慢性胃炎。

5. 应遵医嘱按时用药，如有不适，及时来院就医。


# 第三节　慢性胃炎


## 一、概述

慢性胃炎系指不同病因引起的慢性胃黏膜炎性病变，其发病率在各种胃病中居位首。随着年龄增长而逐渐增高，男性稍多于女性。

## 二、护理评估

### （一）健康史

评估患者既往有无其他疾病，是否长期服用 NSAID 类消炎药如阿司匹林、吲哚美辛等，有无烟酒嗜好及饮食、睡眠情况。

### （二）临床症状评估与观察

1. 腹痛的评估　评估腹痛发生的原因或诱因，疼痛的部位、性质和程度；与进食、活动、体位等因素的关系，有无伴随症状。慢性胃炎进展缓慢，多无明显症状。部分患者可有上腹部隐痛与饱胀的表现。腹痛无明显节律性，通常进食后较重，空腹时较轻。

2. 恶心、呕吐的评估　评估恶心、呕吐发生的时间、频率、原因或诱因，与进食的关系；呕吐的特点及呕吐物的性质、量；有无伴随症状，是否与精神因素有关。慢性胃炎的患者进食硬、冷、辛辣或其他刺激性食物时可引发恶心、反酸、嗳气、上腹不适、食欲不振等症状。

3. 贫血的评估　慢性胃炎并发胃黏膜糜烂者可出现少量或大量上消化道出血，表现以黑粪为主，持续 3～4d 停止。长期少量出血可引发缺铁性贫血，患者可出现头晕、乏力及消瘦等症状。

### （三）辅助检查的评估

1. 胃镜及黏膜活组织检查　这是最可靠的诊断方法，可直接观察黏膜病损。慢性萎缩性胃炎可见黏膜呈颗粒状、黏膜血管显露、色泽灰暗、皱襞细小；慢性浅表性胃炎可见红斑、黏膜粗糙不平、出血点（斑）。两种胃炎皆可见伴有糜烂、胆汁反流。活组织检查可进行病理诊断，同时可检测幽门螺杆菌。

2. 胃酸的测定　慢性浅表性胃炎胃酸分泌可正常或轻度降低，而萎缩性胃炎胃酸明显降低，其分泌胃酸功能随胃腺体的萎缩、肠腺化生程度的加重而降低。

3. 血清学检查　慢性胃体炎患者血清抗壁细胞抗体和内因子抗体呈阳性，血清胃泌素明显升高；慢性胃窦炎患者血清抗壁细胞抗体多呈阴性，血清胃泌素下降或正常。

4. 幽门螺杆菌检测　通过侵入性和非侵入性方法检测幽门螺杆菌。慢性胃炎患者胃黏膜中幽门螺杆菌阳性率的高低与胃炎活动与否有关，且不同部位的胃黏膜其幽门螺杆菌的检测率亦不相同。幽门螺杆菌的检测对慢性胃炎患者的临床治疗有指导意义。

### （四）心理－社会因素评估

1. 生活方式　评估患者生活是否有规律；生活或工作负担及承受能力；有无过度紧张、焦虑等负性情绪；睡眠的质量等。

2. 饮食习惯　评估患者平时饮食习惯及食欲，进食时间是否规律；有无特殊的食物喜好或禁忌，有无食物过敏，有无烟酒嗜好。

3. 心理－社会状况　评估患者的性格及精神状态；患病对患者日常生活、工作的影响。患者有无焦虑、抑郁、悲观等负性情绪及其程度。评估患者的家庭成员组成，家庭经济、文化、教育背景，对患者的关怀和支持程度；医疗费用来源或支付方式。

4. 认知程度　评估患者对慢性胃炎的病因、诱因及如何预防的了解程度。

### （五）腹部体征的评估

慢性胃炎的体征多不明显，少数患者可出现上腹轻压痛。

## 三、护理问题

1. 疼痛　由胃黏膜炎性病变所致。
2. 营养失调：低于机体需要量　由厌食、消化吸收不良所致。
3. 焦虑　由病情反复、病程迁延所致。
4. 活动无耐力　由慢性胃炎引起贫血所致。
5. 知识缺乏　缺乏对慢性胃炎病因和预防知识的了解。

### 四、护理目标

1. 患者疼痛减轻或消失。
2. 患者住院期间能保证机体所需热量、水分、电解质的摄入。
3. 患者焦虑程度减轻或消失。
4. 患者活动耐力恢复或有所改善。
5. 患者能自述疾病的诱因及预防保健知识。

### 五、护理措施

#### （一）一般护理

1. **休息** 指导患者急性发作时应卧床休息，并可用转移注意力、做深呼吸等方法来减轻。
2. **活动** 病情缓解时，进行适当的锻炼，以增强机体抵抗力。嘱患者生活要有规律，避免过度劳累，注意劳逸结合。
3. **饮食** 急性发作时可予少渣半流食，恢复期患者指导其食用富含营养、易消化的食物，避免食用辛辣、生冷等刺激性食物及浓茶、咖啡等饮料。嗜酒患者嘱其戒酒。指导患者加强饮食卫生并养成良好的饮食习惯，定时进餐、少量多餐、细嚼慢咽。如胃酸缺乏者可酌情食用酸性食物如山楂、食醋等。
4. **环境** 为患者创造良好的休息环境，定时开窗通风，保证病室的温湿度适宜。

#### （二）心理护理

1. **减轻焦虑** 提供安全舒适的环境，减少患者的不良刺激。避免患者与其他有焦虑情绪的患者或亲属接触。指导其散步、听音乐等转移注意力的方法。
2. **心理疏导** 首先帮助患者分析这次产生焦虑的原因，了解患者内心的期待和要求；然后共同商讨这些要求是否能够实现，以及错误的应对机制所产生的后果。指导患者采取正确的应对机制。
3. **树立信心** 向患者讲解疾病的病因及防治知识，指导患者如何保持合理的生活方式和去除对疾病的不利因素。并可以请有过类似疾病的患者讲解采取正确应对机制所取得的良好效果。

#### （三）治疗配合

1. **腹痛** 评估患者疼痛的部位、性质及程度。嘱患者卧床休息，协助患者采取有利于减轻疼痛的体位。可利用局部热敷、针灸等方法来缓解疼痛。必要时遵医嘱给予药物止痛。
2. **活动无耐力** 协助患者进行日常生活活动。指导患者体位改变时动作要慢，以免发生直立性低血压。根据患者病情与患者共同制定每日的活动计划，指导患者逐渐增加活动量。
3. **恶心、呕吐** 协助患者采取正确体位，头偏向一侧，防止误吸。安慰患者，消除患者紧张、焦虑的情绪。呕吐后及时为患者清理，更换床单位并协助患者采取舒适体位。观察呕吐物的性质、量及呕吐次数。必要时遵医嘱给予止吐药物治疗。

附：呕吐物性质及特点分析

1. **呕吐不伴恶心** 呕吐突然发生，无恶心、干呕的先兆，伴明显头痛，且呕吐于头痛剧烈时出现，常见于神经血管头痛、脑震荡、脑溢血、脑炎、脑膜炎及脑肿瘤等。
2. **呕吐伴恶心** 多见于胃源性呕吐，例如：胃炎、胃溃疡、胃穿孔、胃癌等，呕吐多与进食、饮酒、服用药物有关，吐后常感轻松。
3. **清晨呕吐** 多见于妊娠呕吐和酒精性胃炎的呕吐。
4. **食后即恶心、呕吐** 如果食物尚未到达胃内就发生呕吐，多为食管的疾病，如食管癌、食管贲门失弛缓症。食后即有恶心、呕吐伴腹痛、腹胀者常见于急性胃肠炎、阿米巴痢疾。
5. **呕吐发生于饭后 2～3h** 可见于胃炎、胃溃疡和胃癌。
6. **呕吐发生于饭后 4～6h** 可见于十二指肠溃疡。
7. **呕吐发生在夜间** 呕吐发生在夜间，且量多有发酵味者，常见于幽门梗阻、胃及十二指肠溃疡、胃癌。

8. 大量呕吐　呕吐物如为大量，提示有幽门梗阻、胃潴留或十二指肠瘀滞。

9. 少量呕吐　呕吐常不费力，每口吐出量不多，可有恶心，进食后可立即发生，吐完后可再进食，多见于神经官能性呕吐。

10. 呕吐物性质辨别

（1）呕吐物酸臭：呕吐物酸臭或呕吐隔日食物见于幽门梗阻、急性胃炎。

（2）呕吐物中有血：应考虑消化性溃疡、胃癌。

（3）呕吐黄绿苦水：应考虑十二指肠梗阻。

（4）呕吐物带粪便：见于肠梗阻晚期，带有粪臭味见于小肠梗阻。

**（四）用药护理**

1. 向患者讲解药物的作用、不良反应及用药的注意事项，观察患者用药后的反应。

2. 根据患者的情况进行指导，避免使用对胃黏膜有刺激的药物，必须使用时应同时服用抑酸剂或胃黏膜保护剂。

3. 有幽门螺杆菌感染的患者，应向其讲解清除幽门螺杆菌的重要性，嘱其连续服药两周，停药4周后再复查。

4. 静脉给药患者，应根据患者的病情、年龄等情况调节滴注速度，保证入量。

**（五）健康教育**

1. 向患者及家属介绍本病的有关病因，指导患者避免诱发因素。

2. 教育患者保持良好的心理状态，平时生活要有规律，合理安排工作和休息时间，注意劳逸结合，积极配合治疗。

3. 强调饮食调理对防止疾病复发的重要性，指导患者加强饮食卫生和饮食营养，养成有规律的饮食习惯。

4. 避免刺激性食物及饮料，嗜酒患者应戒酒。

5. 向患者介绍所用药物的名称、作用、不良反应，以及服用的方法剂量和疗程。

6. 嘱患者定期按时服药，如有不适及时就诊。

# 第四节　上消化道大出血

## 一、概述

上消化道出血（upper gastrointestinal hemorrhage）系指屈氏韧带（the ligament of Treitz）以上的消化道，包括食管、胃、十二指肠、胃空肠吻合术后的空肠病变，以及胰、胆病变的出血，是常见急症之一。

上消化道大量出血：指数小时内的失血量大于1 000mL，或大于循环血容量的20%，临床表现为呕血或黑粪，常伴有血容量减少而引起的急性周围循环衰竭，导致失血性休克而危及患者的生命。

## 二、护理评估

**（一）临床表现**

上消化道出血的临床表现一般取决于病变性质、部位和出血量与速度。

1. 呕血与黑粪　是上消化道出血的特征性表现。上消化道大量出血之后，均有黑粪。出血部位在幽门以上者常伴有呕血。若出血量较少、速度慢也可无呕血。反之，幽门以下出血如出血量大、速度快，可因血反流入胃腔引起恶心、呕吐而表现为呕血。

呕血多为棕褐色，呈咖啡渣样，这是血液经胃酸作用形成正铁血红素所致。如出血量大，未经胃酸充分混合即呕出，则为鲜红或有血块。黑粪呈柏油样，黏稠而发亮，系血红蛋白的铁经肠内硫化物作用形成硫化铁所致。出血量大时，血液在肠内推进快，粪便可呈暗红甚至鲜红色，酷似下消化道出血。呕吐物及黑粪潜血试验呈强阳性。

2. 失血性周围循环衰竭　急性大量失血由于循环血容量迅速减少而导致周围循环衰竭。一般表现为头晕、心慌、乏力，突然起立发生晕厥、口渴、出冷汗、心率加快、血压偏低等。严重者呈休克状态，表现为烦躁不安或神志不清、面色苍白、四肢湿冷、口唇发绀、呼吸急促、血压下降、脉压缩小、心率加快，休克未改善时尿量减少。

3. 贫血和血象变化　慢性出血可表现为贫血。急性大量出血后均有急性失血后贫血，但在出血的早期，血红蛋白浓度、红细胞计数与血细胞比容可无明显变化。在出血后，一般须经 3 ~ 4h 以上才出现贫血，出血后 24 ~ 72h 红细胞稀释到最大限度。贫血程度除取决于失血量外，还和出血前有无贫血基础、出血后液体平衡状况等因素有关。

急性出血患者为正细胞正色素性贫血，在出血后骨髓有明显代偿性增生，可暂时出现大细胞性贫血，慢性失血则呈小细胞低色素性贫血。出血24h内网织红细胞即见增高，至出血后 4 ~ 7d 可高达 5% ~ 15%，以后逐渐降至正常。如出血未止，网织红细胞可持续升高。

上消化道大量出血 2 ~ 5h，白细胞计数升达（10 ~ 20）× $10^9$/L，出血停止后 2 ~ 3d 才恢复正常。但在肝硬化患者，如同时有脾功能亢进，则白细胞计数可不增高。

4. 发热　上消化道大量出血后，多数患者在 24h 内出现低热，但一般不超过 38.5℃，持续 3 ~ 5d 降至正常。

5. 氮质血症　在上消化道大量出血后，由于大量血液蛋白质的消化产物在肠道被吸收，血中尿素氮浓度可暂时增高，称为肠性氮质血症。一般于一次出血后数小时血尿素氮开始上升，约 24 ~ 48h 可达高峰，大多不超出 14.3mmol/L（40mg/dL），3 ~ 4 日后降至正常。

血容量减少及低血压，导致肾血流量减少、肾小球过滤率下降，亦可引起一过性氮质血症。对血尿素氮持续升高超过 3 ~ 4d 或明显升高超过 17.9mmol/L（50mg/dL）者，若活动性出血已停止，且血容量已基本纠正而尿量仍少，则应考虑由于休克时间过长或原有肾脏病变基础而发生肾功能衰竭。

## （二）辅助检查

1. 实验室检查　测定红细胞、白细胞和血小板计数，血红蛋白浓度、血细胞比容、肝功能、肾功能、粪潜血等，有助于估计失血量及动态观察有无活动性出血，判断治疗效果及协助病因诊断。

2. 胃镜检查　是目前诊断上消化道出血病因的首选检查方法。胃镜检查在直视下顺序观察食管、胃、十二指肠球部直至降段，从而判断出血病变的部位、病因及出血情况。多主张检查在出血后 24 ~ 48h 内进行，称急诊胃镜检查（emergency endoscopy）。一般认为这可大大提高出血病因诊断的准确性，因为有些病变如急性糜烂出血性胃炎可在短短几天内愈合而不留痕迹；有些病变如血管异常在活动性出血或近期出血期间才易于发现；对同时存在两个或多个病变者可确定其出血所在。急诊胃镜检查还可根据病变的特征判断是否继续出血或估计再出血的危险性，并同时进行内镜止血治疗。在急诊胃镜检查前需先纠正休克、补充血容量、改善贫血。如有大量活动性出血，可先插胃管抽吸胃内积血，并用生理盐水灌洗，以免积血影响观察。

3. X线钡餐检查　X线钡餐检查目前已多为胃镜检查所代替，故主要适用于有胃镜检查禁忌证或不愿进行胃镜检查者，但对经胃镜检查出血原因未明，疑病变在十二指肠降段以下小肠段，则有特殊诊断价值。检查一般在出血停止且病情基本稳定数日后进行。

4. 其他检查　选择性动脉造影、放射性核素 $^{99m}$Tc 标记红细胞扫描、吞棉线试验及小肠镜检查等主要适用于不明原因的小肠出血。由于胃镜检查已能彻底搜寻十二指肠降段以上消化道病变，故上述检查很少应用于上消化道出血的诊断。但在某些特殊情况，如患者处于上消化道持续严重大量出血紧急状态，以致胃镜检查无法安全进行或因积血影响视野而无法判断出血灶，而患者又有手术禁忌，此时行选择性肠系膜动脉造影可能发现出血部位，并同时进行介入治疗。

## （三）治疗原则

上消化道大量出血病情急、变化快，严重者可危及生命，应采取积极措施进行抢救。抗休克、迅速补充血容量应放在一切医疗措施的首位。

1. 一般急救措施 患者应卧位休息，保持呼吸道通畅，避免呕血时血液吸入引起窒息，必要时吸氧，活动性出血期间禁食。

严密监测患者生命体征，如心率、血压、呼吸、尿量及神志变化。观察呕血与黑粪情况。定期复查血红蛋白浓度、红细胞计数、血细胞比容与血尿素氮。必要时行中心静脉压测定。对老年患者根据情况进行心电监护。

2. 积极补充血容量 立即查血型和配血，尽快建立有效的静脉输液通道，尽快补充血容量。在配血过程中，可先输平衡液或葡萄糖盐水。遇血源缺乏，可用右旋糖酐或其他血浆代用品暂时代替输血。改善急性失血性周围循环衰竭的关键是要输足全血。下列情况为紧急输血指征（图2-1）。

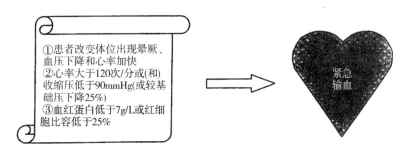

**图2-1 紧急输血指征**

输血量视患者周围循环动力学及贫血改善情况而定，尿量是有价值的参考指标。应注意避免因输液、输血过快、过多而引起肺水肿，原有心脏病或老年患者必要时可根据中心静脉压调节输入量。肝硬化患者宜用新鲜血。

3. 止血措施（图2-2）。

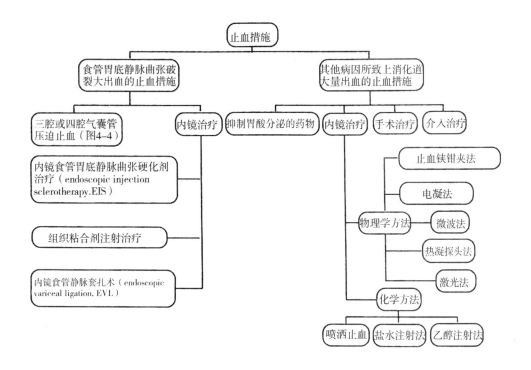

**图2-2 止血措施**

### （四）护理诊断（图2-3）

1. **组织灌注量改变** 与上消化道大量出血有关。
2. **体液不足** 与出血有关。
3. **恐惧** 与出血有关。
4. **活动无耐力** 与血容量减少有关。
5. **有受伤的危险**,如创伤、窒息、误吸 与食管胃底黏膜长时间受压、囊管阻塞气道、血液或分泌物反流入气管有关。

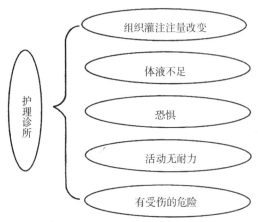

图2-3 护理诊断

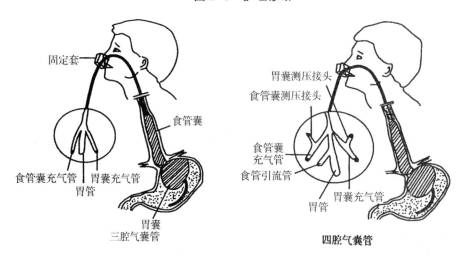

图2-4 三（四）腔气囊管的使用

### （五）护理目标（图2-6）

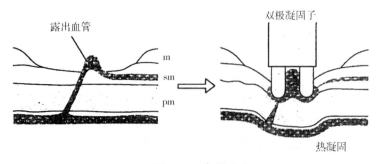

图2-5 电凝止血

患者无继续出血的征象,组织灌注恢复正常;没有脱水征,生命体征稳定;因出血引起的恐惧感减轻；能够获得足够休息，活动耐力逐渐增加，能叙述活动时保证安全的要点；患者呼吸道通畅，无窒息、误吸，食管胃底黏膜未因受气囊压迫而损伤。

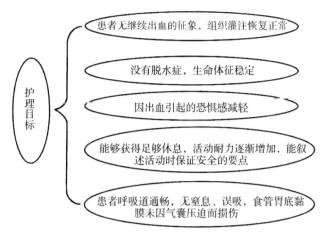

图 2-6　护理目标

## 三、护理措施

### （一）评估（图 2-7）

1. 患者生命体征，观察发生呕血、黑粪的时间、颜色、性质，准确记录出入量。

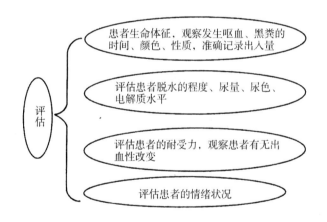

图 2-7　评估

2. 评估患者脱水的程度、尿量、尿色、电解质水平。

3. 评估患者的耐受力，观察患者有无出血性改变。

4. 评估患者的情绪状况。

### （二）生活护理

1. 休息与体位　大出血时患者应绝对卧床休息，保持安静，及时帮助患者清理被污染的床单，取平卧位并将下肢略抬高，以保证脑部供血。呕吐时头偏向一侧，保证呼吸道通畅，防止窒息或误吸；必要时用负压吸引器清除气道内的分泌物、血液或呕吐物，保持呼吸道通畅。遵医嘱给予吸氧。

2. 饮食护理（图 2-8）。

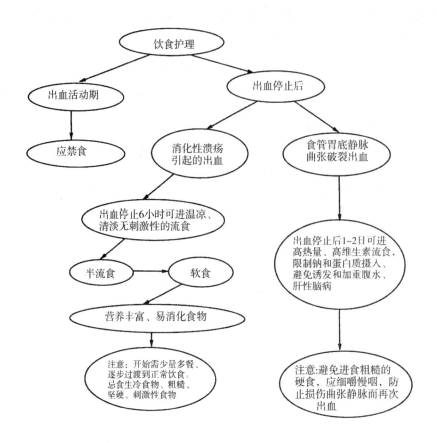

**图 2-8　饮食护理**

（1）出血活动期应禁食。

（2）出血停止后

①消化性溃疡引起的出血，于出血停止 6h 可进温凉、清淡无刺激性的流食，以后可改为半流食、软食，或营养丰富、易消化食物。开始需少量多餐，逐步过渡到正常饮食。忌食生冷食物、粗糙、坚硬、刺激性食物。

②食管胃底静脉曲张破裂出血，出血停止后 1 ~ 2 日可进高热量、高维生素流食，限制钠和蛋白质摄入，避免诱发和加重腹腔积液、肝性脑病。避免进食粗糙的硬食，应细嚼慢咽，防止损伤曲张静脉而再次出血。

**（三）心理护理**

突然大量的呕血，常使患者及其家属极度恐惧不安。反复长期消化道出血，则容易使患者产生恐惧、悲观、绝望的心理反应，对疾病的治疗失去信心。而患者的消极情绪，又可加重病情，不利于疾病的康复。应关心、安慰、陪伴患者，但避免在床边讨论病情。抢救工作应迅速、忙而不乱，以减轻患者的紧张情绪及恐惧心理。经常巡视，大出血时陪伴患者，使其有安全感。呕血或解黑粪后及时清除血迹、污物，以减少对患者的恶性刺激。解释各项检查、治疗措施，听取并解答患者或家属的提问，以减轻他们的疑虑。

**（四）治疗配合**

1. 病情观察　上消化道大量出血在短期内出现休克症状，为临床常见的急症，应做好病情的观察。

（1）出血量的估计（表 2-1）及出血程度的分类（表 2-2）。

表 2-1    出血量的估计

| 出血量 | 临床表现 |
| --- | --- |
| ＞ 5mL | 粪潜血（＋） |
| ＞ 50 ～ 70mL | 黑粪 |
| 250 ～ 300mL | 呕血 |
| ＜ 400mL | 不引起全身症状 |
| 400 ～ 500mL | 可引起全身症状 |
| ＞ 1 000mL | 急性周围循环衰竭或失血性休克 |

表 2-2    上消化道出血程度的分类

| 分级 | 失血量 | 血压 | 脉搏 | 血红蛋白 | 症状 |
| --- | --- | --- | --- | --- | --- |
| 轻度 | 全身总血量的 10% ～ 15%（成人失血量＜ 500mL） | 基本正常 | 正常 | 无变化 | 可有头晕 |
| 中度 | 全身总血量的 20%（成人失血量的 800 ～ 1 000mL） | 下降 | 100 次 / 分 | 70 ～ 100g/L | 一时性眩晕、口渴、心悸、少尿 |
| 重度 | 全身总血量的 30% 以上（成人失血量＞ 800 ～ 1 000mL） | ＜ 80mmHg | ＞ 120 次 / 分 | ＜ 70g/L | 心悸、冷汗、四肢厥冷、尿少、神态恍惚 |

（2）继续或再次出血的判断：观察中出现图 2-9 中提及的迹象，提示有活动性出血或再次出血。

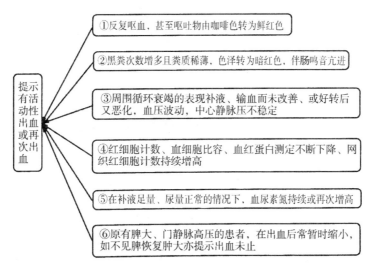

图 2-9    判断是否存在活动性出血

（3）出血性休克的观察：大出血时严密监测患者的心率、血压、呼吸和神志变化，必要时进行心电监护。准确记录出入量，疑有休克时留置导尿管，测每小时尿量，应保持尿量 30mL/h。注意症状、体征的观察，如患者烦躁不安、面色苍白、皮肤湿冷、四肢湿冷提示微循环血液灌注不足；而皮肤逐渐转暖、出汗停止则提示血液灌注好转。

2. 用药护理    立即建立静脉通道。遵医嘱迅速、准确地实施输血、输液、各种止血药物治疗及用药等抢救措施，并观察治疗效果及不良反应。输液开始应快，必要时测定中心静脉压作为调整输液量和速度的依据。避免因输液、输血过多、过快而引起急性肺水肿，对老年患者和心肺功能不全者尤应注意。肝病患者忌用吗啡、巴比妥类药物；应输新鲜血，因库存血含氨量高，易诱发肝性脑病。血管升压素可引起腹痛、血压升高、心律失常、心肌缺血，甚至发生心肌梗死，故滴注速度应遵医嘱准确无误，并严密观察不良反应。患有冠心病的患者忌用血管升压素。

3. 三（四）腔气囊管的护理　熟练的操作和插管后的密切观察及细致护理是达到预期止血效果的关键。留置三（四）腔气囊管流程见图2-10。留置三（四）腔气囊管的注意事项见图2-11。

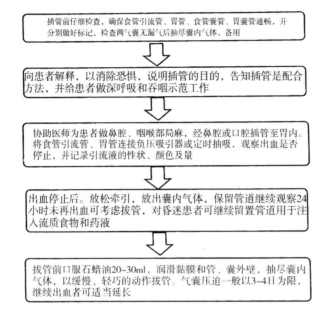

图 2-10　留置三（四）腔气囊管流程

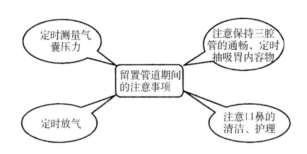

图 2-11　留置三（四）腔气囊管的注意事项

**（五）健康指导**

1. 介绍病因　消化道出血的临床过程及预后因引起出血的病因而异。

2. 介绍治疗　应帮助患者和家属掌握有关疾病的预防、治疗和护理知识，以减少再度出血的危险。

3. 饮食指导　注意饮食卫生和规律，进食营养丰富、易消化的食物，避免过饥或暴饮暴食，避免粗糙、刺激性食物，或过冷、过热、产气多的食物、饮料等，合理饮食是避免诱发上消化道出血的重要环节。

4. 生活指导　加强口腔护理，保持皮肤清洁，预防并发症。生活起居要有规律，劳逸结合，保持乐观情绪，保证睡眠，减少外部刺激，重者需卧床休息并注意保暖。应戒烟、戒酒，在医师指导下用药。

5. 特殊交代　指导患者及家属学会早期识别出血征象及应急措施，若出现呕血、黑粪或头晕、心悸等不适，立即卧床休息，保持安静，减少身体活动；呕吐时取侧卧位以免误吸；立即送医院治疗。

6. 复查指导　有呕血、黑粪、上腹不适应随时就诊。

**（六）护理评价**

患者出血停止，组织灌注恢复正常；无脱水征，生命体征恢复正常；恐惧感减轻；休息和睡眠充足，活动耐力增加或恢复至出血前的水平；患者活动时无晕厥、跌倒等意外发生；无窒息或误吸，食管胃底黏膜无糜烂、坏死。

# 第五节　假膜性肠炎

## 一、概述

假膜性肠炎（pseudomembranous colitis，PMC）是一种主要发生于结肠，也可累及小肠的急性黏膜坏死、纤维素渗出性炎症，黏膜表面覆有黄白或黄绿色假膜，其多系在应用抗生素后导致正常肠道菌群失调，难辨梭状芽孢杆菌（clostridium difficile，CD）大量繁殖，产生毒素致病，因此，有人称其为 CD 相关性腹泻（clostridium difficile-assoclated diarrhea，CDAD）。Henoun 报道 CDAD 占医院感染性腹泻患者的 25%。该病多发生于老年人、重症患者、免疫功能低下和外科手术后等患者。年龄多在 50 ～ 59 岁，女性稍多于男性。

## 二、护理评估

### （一）评估患者的健康史及家族史

询问患者既往身体状况，尤其是近期是否发生过比较严重的感染，以及近期使用抗生素的情况。

### （二）临床症状评估与观察

1. 评估患者腹泻的症状　临床表现可轻如一般腹泻，重至严重血便。患者表现为水泻（90% ～ 95%）可达 10 次 / 日，较重病例水样便中可见漂浮的假膜，5% ～ 10% 的患者可有血便。顽固腹泻可长达 2 ～ 4 周。

2. 评估患者腹痛的情况　80% ～ 90% 的患者会出现腹痛。

3. 评估患者有无发热症状　近 80% 的患者有发热。

4. 评估患者营养状况　因患者腹泻、发热可致不同程度的营养不良。

5. 评估患者精神状态　有些患者可表现为精神萎靡、乏力和神志模糊，严重者可进入昏迷状态。

### （三）辅助检查评估

1. 血液检查　白细胞增多，多在（10 ～ 20）× $10^9$/L 以上，甚至高达 $40 × 10^9$/L 或更高，以中性粒细胞增多为主。有低白蛋白血症、电解质失常或酸碱平衡失调。

2. 粪便检查　大便涂片如发现大量革兰阳性球菌，提示葡萄球菌性肠炎。难辨梭状芽孢杆菌培养及毒素测定对诊断假膜性肠炎具有非常重要的意义。

3. 内镜检查　是诊断假膜性肠炎快速而可靠的方法。轻者内镜下可无典型表现，肠黏膜可正常或仅有轻度充血水肿。严重者可见黏膜表面覆以黄白或黄绿色假膜。早期，假膜呈斑点状跳跃分布；进一步发展，病灶扩大、隆起，周围有红晕，红晕周边黏膜正常或水肿。假膜相互融合成各种形态，重者可形成假膜管型。假膜附着较紧，强行剥脱后可见其下黏膜凹陷、充血、出血。皱襞顶部最易受累，可因水肿而增粗增厚。

4. X 线检查　腹平片可见结肠扩张、结肠袋肥大、肠腔积液和指压痕。气钡灌肠双重造影显示结肠黏膜紊乱，边缘呈毛刷状，黏膜表面见许多圆形或不规则结节状阴影、指压痕及溃疡征。

5. B 超检查　可见肠腔扩张、积液。

6. CT 检查　提示肠壁增厚，皱襞增粗。

### （四）心理 - 社会因素评估

1. 评估患者对假膜性肠炎的认识程度。

2. 评估患者心理承受能力、性格类型。

3. 评估患者是否缺少亲人及朋友的关爱。

4. 评估患者是否存在焦虑及恐惧心理。

5. 评估患者是否有经济负担。

6. 评估患者的生活方式及饮食习惯。

**（五）腹部体征的评估**

其中 10% ~ 20% 的患者在查体时腹部会出现反跳痛。

## 三、护理问题

1. 腹泻　由肠毒素与细胞毒素在致病过程中的协同作用，肠毒素通过黏膜上皮细胞的 cAMP 系统使水、盐分泌增加所致。

2. 腹痛　由肠内容物通过充血、水肿的肠管而引起的刺激痛所致。

3. 体温过高　由肠道炎症活动及继发感染所致。

4. 部分生活自理能力缺陷　与静脉输液有关。

5. 营养失调：低于机体需要量　由腹泻、肠道吸收障碍所致。

6. 有体液不足的危险　与肠道炎症所致腹泻有关。

7. 有肛周皮肤完整性受损的危险　与腹泻有关。

8. 潜在的并发症肠穿孔、中毒性巨结肠　与肠黏膜基底层受损，结肠扩张有关。

9. 潜在的并发症水、电解质紊乱，低蛋白血症　与腹泻、肠黏膜上皮细胞脱落、基底膜受损、液体和纤维素有关。

10. 焦虑　由腹痛腹泻所致。

## 四、护理目标

1. 患者主诉大便次数减少或恢复正常排便。

2. 患者主诉腹痛症状减轻或缓解。

3. 患者体温恢复正常。

4. 患者住院期间生活需要得到满足。

5. 患者住院期间体重增加，贫血症状得到改善。

6. 保持体液平衡，患者不感到口渴，皮肤弹性良好，血压和心率在正常范围。

7. 患者住院期间肛周皮肤完整无破损。

8. 患者住院期间，通过护士的密切观察，能够及早发现并发症，得到及时治疗。

9. 患者住院期间不出现水、电解质紊乱，或通过护士的密切观察，能够及早发现，得到及时纠正：血清总蛋白、白蛋白达到正常水平。

10. 患者住院期间保持良好的心理状态。

## 五、护理措施

**（一）一般护理**

1. 为患者提供舒适安静的环境，嘱患者卧床休息，避免劳累。

2. 室内定时通风，保持空气清新，调节合适的温度湿度。

3. 患者大便次数多，指导患者保护肛周皮肤，每次便后用柔软的卫生纸擦拭，并用温水清洗、软毛巾蘸干，避免用力搓擦，保持局部清洁干燥，如有发红，可局部涂抹鞣酸软膏或润肤油。

4. 将日常用品放置于患者随手可及的地方，定时巡视病房，满足患者各项生理需要。

**（二）心理护理**

1. 患者入院时主动接待，热情服务，向患者及家属介绍病房环境及规章制度，取得患者及家属的配合，消除恐惧心理。

2. 患者腹痛、腹泻时，应耐心倾听患者主诉，安慰患者，稳定患者情绪，帮助患者建立战胜疾病的信心。

3. 向患者讲解各项检查的目的、方法，术前准备及术后注意事项，消除患者的恐惧心理。

（三）治疗配合

1. 观察患者大便的次数、性状、量以及有无黏液脓血，及时通知医生给予药物治疗。

2. 观察患者腹痛的部位、性质、持续时间、缓解方式及腹部体征的变化，及时发现，避免肠穿孔及中毒性巨结肠的发生。

3. 观察患者生命体征变化，尤其是体温变化，注意观察热型，遵医嘱应用物理降温及药物降温。

4. 评估患者营养状况，监测血常规、电解质及血清白蛋白、总蛋白的变化，观察患者有无皮肤黏膜干燥、弹性差、尿少等脱水表现。

5. 指导患者合理选择饮食，一般给予高营养低渣饮食，适量补充维生素及微量元素。

6. 指导患者合理用药，观察药物效果及不良反应。

（四）用药护理

1. 抗菌治疗（表2-3）。

**表2-3 假膜性肠炎患者的抗菌治疗**

万古霉素、去甲万古霉素使用注意事项

·输入速度不可过快：否则可产生红斑样或荨麻疹样反应

·浓度不可过高：可致血栓性静脉炎，应适当控制药液浓度和滴注速度

·不可肌内注射

·不良反应：可引起口麻、刺痛感、皮肤瘙痒、嗜酸粒细胞增多、药物热、感冒样反应以及血压剧降、过敏性休克反应等，与许多药物可产生沉淀反应

·含本品的输液中不得添加其他药物

2. 保证患者每日液体入量，根据药物的性质和患者自身情况合理调节滴注速度。

（五）健康教育

1. 向患者及家属介绍假膜性肠炎的病因、疾病过程以及预防方法。

2. 指导患者合理选择饮食，避免粗纤维和刺激性食物。

3. 讲解用药的注意事项、不良反应及服用方法，教会患者自我观察。

4. 嘱患者注意腹部保暖，避免受凉，如有不适随时就医。

微信扫码
◆临床科研
◆医学前沿
◆临床资讯
◆临床笔记

# 第三章

# 肾内科疾病护理

## 第一节 急性肾小球肾炎护理

### 一、概述

急性肾小球肾炎，简称急性肾炎，是以急性肾炎综合征为主要临床表现的一组疾病。急性起病，以血尿、蛋白尿、水肿、高血压为特点，并可有一过性氮质血症。多见于链球菌感染后，少数患者由其他细菌、病毒及寄生虫感染引起。本节主要介绍链球菌感染后急性肾炎。

本病是一种常见的肾脏疾病。好发于儿童，男性多见，预后大多良好，常在数月内自愈。

### 二、病因及发病机制

根据流行病学、临床表现、动物实验的研究已知本病多由 β-溶血性链球菌"致肾炎菌株"感染所致。常在扁桃体炎、咽炎、猩红热、丹毒、化脓性皮肤病等链球菌感染后发病，患者血中抗溶血性链球菌溶血素"O"滴度增高。感染的严重程度与是否发生急性肾炎及其严重性之间不完全一致。

本病主要由感染所诱发的免疫反应引起。链球菌感染后导致机体免疫反应，可在肾小球内形成抗原-抗体免疫复合物。链球菌的细胞壁成分或某些分泌蛋白刺激机体产生抗体，形成循环免疫复合物沉积于肾小球，或原位免疫复合物种植于肾小球，最终发生免疫反应引起双侧肾脏弥漫性炎症。

### 三、病理

本病病理类型为毛细血管内增生性肾炎。

#### （一）大体标本

肾脏体积增大，色灰白而光滑，表面可有出血点。切面皮质和髓质境界分明，锥体充血、肾小球呈灰白色点状。

#### （二）光镜

病变通常为弥漫性肾小球病变，以内皮细胞和系膜细胞增生为主要表现。累及大多数肾小球。由于抗原抗体免疫复合物的形成，使得毛细血管内皮细胞及系膜细胞发生肿胀和增生，当增生时会促进微血管周围产生新月形的肥厚，肿大的新月形区产生纤维化，并形成瘢痕组织，阻塞肾小球的血液循环并压迫毛细血管，导致毛细血管腔狭窄，甚至闭塞。急性期可伴有中性粒细胞及单核细胞的浸润。电镜检查可见肾小球上皮细胞下有驼峰状大块电子致密物沉积。

#### （三）免疫荧光

可见 IgG 及 C3 呈粗颗粒状沿系膜区和/或毛细血管壁沉积。

### 四、护理评估

#### （一）病史

询问患者有无近期感染，特别是皮肤及上呼吸道感染（如皮肤脓疱疮、咽炎、扁桃体炎等）。有无近期外出或旅游接触病毒、细菌、真菌或寄生虫等情况。此外，近期的患病、手术或侵入性检查也会造成感染的发生。

**（二）身体评估**

1. 潜伏期 急性肾炎多发生于前驱感染后，常有一定的潜伏期，平均 10 ~ 14d。这段时间相当于机体接触抗原后产生初次免疫应答所需时间。潜伏期的时间通常与前驱感染部位有关：咽炎一般 6 ~ 12d，平均 10d；皮肤感染一般 14 ~ 28d，平均 20d，由此可以看出通常呼吸道感染潜伏期较皮肤感染短。

2. 尿液异常

（1）血尿几乎全部患者都有肾小球源性血尿，约 30% ~ 40% 的患者出现肉眼血尿，且常为第一症状，尿液呈混浊红棕色，为洗肉水样或棕褐色酱油样。肉眼血尿持续 1 ~ 2 周后转为镜下血尿。镜下血尿持续时间较长，常 3 ~ 6 月或更久。

（2）蛋白尿绝大多数患者有蛋白尿。蛋白尿一般不重，常为轻、中度，仅不到 20% 的病例呈大量蛋白尿（> 3.5g/d）。尿沉渣中尚可见白细胞，并常有管型（颗粒管型、红细胞管型及白细胞管型等）。

3. 水肿 常为首发症状。见于 70% ~ 90% 左右的患者，多表现为早起眼睑水肿，面部肿胀，呈现所谓的"肾炎病容"，并与平卧位置及组织疏松程度有关。严重时出现全身水肿、胸腔积液、腹腔积液，指压可凹性不明显。

4. 高血压 70% ~ 90% 的患者有不同程度的高血压，一般为轻度或中度的增高，成人多在（150 ~ 180）/（90 ~ 100）mmHg。少数出现严重高血压，甚至并发高血压脑病。患者可表现为头痛、头昏、失眠，甚至昏迷、抽搐。

5. 肾功能异常 部分患者在起病早期可因尿量减少而出现一过性氮质血症，常于 1 ~ 2 周后随尿量增加而恢复正常，仅极少数患者可出现急性肾衰竭。

6. 全身症状 除水肿、血尿之外，患者常伴有腰酸腰痛、食欲减退、恶心呕吐、疲乏、精神不振、心悸、气急，部分患者有发热，体温一般在 38℃左右。

7. 并发症 部分患者在急性期可发生较严重的并发症。

（1）急性充血性心力衰竭：多见于老年人。在小儿患者中急性左心衰竭可成为急性肾炎首发症状，如不及时治疗，可迅速致死。此症常发生于肾炎起病后第 1 ~ 2 周内，一般表现为少尿、水肿加重，渐有呼吸困难，不能平卧，肺底有水泡音或哮鸣音，心界扩大，心率加速，第一心音变钝，常有收缩期杂音，有时可出现奔马律，肝大，颈静脉怒张。患者病情危急，但经过积极抢救利尿后，症状常迅速好转。急性肾炎并发急性心力衰竭的原因主要是肾小球滤过率降低及一系列内分泌因素引起水钠潴留，循环血容量急骤增加。

（2）高血压脑病：常见症状是剧烈头痛及呕吐，继之出现视力障碍、意识改变、嗜睡，并可发生阵发性惊厥或癫痫样发作。本症是在全身高血压的基础上，脑内阻力小血管自身调节紊乱，血压急剧升高，脑血管痉挛引起脑缺血和脑水肿所致。

（3）急性肾衰竭：随着近年来对急性充血性心力衰竭和高血压脑病及时有效地防治，这两类并发症的死亡率已明显下降，因此急性肾炎的主要致死并发症为急性肾衰竭。链球菌感染后急性肾炎并发急性肾衰竭预后较其他病因所致者为佳，少尿或无尿一般持续 3 ~ 5d 后，肾小球滤过功能改善，尿量增加，肾功能逐渐恢复。

**（三）实验室检查**

1. 尿液检查 相差显微镜检查示尿中 80% 以上的红细胞是外形扭曲变形的多形性红细胞。尿沉渣中红细胞管型具有诊断价值，也可见到少量白细胞、上皮细胞、透明管型及颗粒管型。尿蛋白一般不重，定量通常为 1 ~ 2g/d，只有大约不到 20% 的病例可呈大量蛋白尿（> 3.5g/d）。

2. 血常规检查 常见轻度贫血，呈轻度正色素、正红细胞性贫血，此与血容量增大血液稀释有关。白细胞计数大多正常，但当感染病灶未愈时，白细胞总数及中性粒细胞常增高。

3. 血生化检查 血清补体 $C_3$ 及总补体在起病时下降，8 周内逐渐恢复至正常，血清抗链球菌溶血素 0（ASO）抗体升高（大于 1：400），循环免疫复合物及血清冷球蛋白可呈阳性。血沉常增快，一般在 30 ～ 60mm/h（魏氏法）。

### （四）心理社会评估

1. 评估患者对疾病的反应：是否存在焦虑、恐惧等负性情绪，护士要耐心听取患者的倾诉以判断他（或她）对患病的态度。

2. 评估可能会帮助患者的家属、朋友、重要关系人的能力。

3. 评估患者及其家属对疾病治疗的态度：对于年龄较小的患者，家属往往因过分着急而过分约束或放纵患儿，护理人员应特别注意评估患儿及其家属对疾病病因、注意事项及预后的认识、目前的心理状态及对护理的要求。

## 五、护理诊断及医护合作性问题

1. 体液过多　与肾小球滤过率下降、尿量减少、水钠潴留有关。
2. 活动无耐力　与水肿及低盐饮食有关。
3. 营养不良：低于机体需要量　与食欲不振，摄入量减少有关。
4. 潜在并发症　急性充血性心力衰竭、高血压脑病、急性肾衰竭。
5. 有皮肤完整性受损的危险　与水肿、营养摄入差有关。

## 六、计划与实施

通过治疗与护理，患者的水、电解质保持平衡，水肿减轻，无体液潴留症状。患者体重维持在正常范围内，无营养不良的表现。护士能及时发现并发症并能及时给予处理。

### （一）观察病情

注意观察水肿的部位、程度及消长情况，记录 24h 出入液量，监测尿量变化。密切观察血压及体重改变的情况。观察有无急性左心衰竭和高血压脑病的表现。监测实验室检查指标如尿常规、肾功能、血电解质等结果。

### （二）活动与休息

急性期患者应绝对卧床休息，症状比较明显者卧床休息 4 ～ 6 周，直至肉眼血尿消失、水肿消退及血压恢复正常后，逐步增加活动，可从事轻体力活动，1 ～ 2 年内避免重体力活动和劳累。

### （三）饮食护理

根据水肿、高血压及肾功能损害程度确定饮食原则。一般认为肾功能正常者蛋白质入量宜保持正常，按 1g/（kg·d）供给。出现氮质血症及明显少尿阶段时应限制蛋白质的摄入，按 0.5g/（kg·d）供给，且优质蛋白，即富含必需氨基酸的动物蛋白如牛奶、鸡蛋、瘦肉等所占的比例在 50% 以上。

热能的供给：25 ～ 30kcal/（kg·d），约为每日 1 600 ～ 2 000kcal。热能的主要来源是碳水化合物及脂肪，其中脂肪以植物性脂肪为主。

在水肿及高血压时，每日食盐以 1 ～ 2g 为宜。如果患者出现少尿或高钾血症，应限制富含钾的食物，如海带、紫菜、菠菜、山药、香蕉、枣、坚果、浓肉汤、菜汤等。

根据患者的尿量适当控制液体摄入，一般计算方法是前一天患者尿量 +500mL。严重水肿、少尿或无尿者液体入量应低于 1 000mL/d。

### （四）用药护理

急性肾炎主要的病理生理改变是水钠潴留，细胞外液容量增大，发生水肿、高血压，直至循环过度负荷，心功能不全，故利尿降压是对症治疗的重点。

1. 利尿剂　高度水肿者使用利尿剂，达到消肿、降压，预防心、脑并发症的目的。常用噻嗪类利尿剂，如使用氢氯噻嗪 25mg，每日 2 ～ 3 次口服。必要时给予袢利尿剂，如呋塞米 20 ～ 60mg/d，注射或分次口服。一般不用保钾利尿剂。长期使用利尿剂可以发生电解质紊乱（如低血钾等）、低氯性代谢性碱中毒、继发性高尿酸血症、高血糖及高脂蛋白血症等，护士应严密观察患者有无不良反应。

2. 降压药物 积极而稳步地控制血压可增加肾血流量，改善肾功能，预防心、脑并发症。常用的药物为普萘洛尔 20～30mg，每日 3 次口服。还可使用钙通道阻滞剂如硝苯地平 20～40mg/d，分次口服，或者使用血管扩张药如肼屈嗪 25mg，每日 2 次。

3. 抗炎药物 有上呼吸道或皮肤感染者，应选用无肾毒性抗生素治疗，如青霉素、头孢霉素等，一般不主张长期预防性使用抗生素。反复发作的慢性扁桃体炎，待肾炎病情稳定后（尿蛋白少于＋，尿沉渣红细胞少于 10 个 / 高倍视野）可做扁桃体摘除。术前术后两周注射青霉素。

4. 中药治疗 本病多属实证，根据辨证可分为风寒、风热、湿热，因此可分别予以宣肺利尿、凉血解毒等疗法。但应注意目前有文献报道防己、厚朴和马兜铃等中药可引起肾间质炎症和纤维化，应避免应用上述中药。

### （五）透析治疗的护理

少数发生急性肾衰竭而有透析指征时，应及时给予透析（血液透析或腹膜透析均可）。特别是下列两种情况：

1. 出现急性肾衰竭，特别是发生高血钾时。

2. 严重水钠潴留，引起急性左心衰竭者。由于本病具有自愈倾向，肾功能多可逐渐恢复，一般不需要长期维持透析。

### （六）健康教育

1. 指导患者积极锻炼身体，增强体质，改善身体防御功能，减少感冒的发生，改善环境卫生，注意个人清洁卫生，避免或减少上呼吸道及皮肤感染，可降低急性肾炎的发病率。嘱患者及家属一旦发生感染应及时使用抗菌药物，重视慢性疾病治疗，如慢性扁桃体炎、咽炎、龋齿、鼻窦炎及中耳炎。在链球菌流行时可短期使用抗菌药物以减少发病。

2. 指导患者避免接触有害于肾的因素，如劳累、妊娠及应用肾毒性药物，如氨基糖苷类抗生素。

3. 教会患者及家属计算出入量、测量体重和血压的方法。

4. 指导患者及家属有关药物的药理作用、剂量、不良反应及服用时的注意事项。

5. 嘱患者病情变化时应及时就医，不可耽误。

6. 病情预后：患者可于 1～4 周内出现利尿、消肿、降压。仅 6%～18% 的患者遗留尿异常和高血压而转成慢性肾炎，只有不到 1% 的患者可因急性肾衰竭救治不当而死亡。

## 七、预期结果与评价

1. 患者的水、电解质保持平衡，水肿减轻，无体液潴留。

2. 患者体重维持在正常范围内，无营养不良的表现。

3. 患者能充分休息。

4. 护士及时发现患者有无并发症出现。

5. 患者皮肤完整，无受损。

# 第二节 急进性肾小球肾炎护理

## 一、概述

急进性肾小球肾炎是以急性肾炎综合征、肾功能急剧恶化、多早期出现少尿型急性肾衰竭为临床特征，病理类型为新月体肾小球肾炎的一组疾病。根据免疫病理可分为三型：Ⅰ型（抗肾小球基膜型）、Ⅱ型（免疫复合物型）、Ⅲ型（无免疫复合物）。

## 二、病因及发病机制

引起急进性肾炎的有下列疾病：

### （一）原发性肾小球疾病

1. 原发性弥漫性新月体肾炎。

2. 继发于其他原发性肾小球肾炎：如膜增殖性肾小球肾炎、IgA 肾炎等。

### （二）继发于全身性疾病

急性链球菌感染后肾小球肾炎、急性感染性心内膜炎、系统性红斑狼疮，肺出血 – 肾炎综合征等。

## 三、病理

病理类型为新月体肾小球肾炎。光镜下以广泛的大新月体形成为主要特征，病变早期为细胞新月体，后期为纤维新月体。另外，Ⅱ型常伴有肾小球内皮细胞和系膜细胞增生，Ⅲ型常可见肾小球节段性纤维素样坏死。免疫病理学检查是分型的主要依据，Ⅰ型 IgG 和 C3 呈光滑线条状沿肾小球毛细管壁分布；Ⅱ型 IgG 和 C3 呈颗粒状沉积于系膜区及毛细血管壁；Ⅲ型肾小球内无或仅有微量免疫沉积物。电镜下可见Ⅱ型电子致密物在系膜区和内皮下沉积，Ⅰ型和Ⅲ型无电子致密物。

## 四、护理评估

### （一）健康史

护士要询问患者有无近期感染，特别是皮肤及上呼吸道感染（例如，近期得过皮肤脓疱疮、咽炎、扁桃体炎等）。有无近期外出或旅游而暴露于病毒、细菌、真菌或寄生虫的情况。

### （二）身体评估

患者可有前驱呼吸道感染，起病多突然，病情急骤进展。急性肾炎综合征（血尿、蛋白尿、水肿、高血压）、早期出现少尿或无尿、进行性肾功能恶化并发展成尿毒症，为其临床特征。患者常伴有中度贫血。此病可有三种转归：①在数周内迅速发展为尿毒症。②肾功能损害的进行速度较慢，在几个月或 1 年内发展为尿毒症。③少数患者治疗后病情稳定，甚至痊愈或残留不同程度肾功能损害。

### （三）辅助检查

1. 血尿素氮及肌酐呈持续性增高，内生肌酐清除率明显降低，不同程度的代谢性酸中毒及高血钾，血钙一般正常，血磷也在正常范围，镜下血尿。

2. 血常规有贫血表现。

3. 免疫学检查异常主要有抗 GBM 抗体阳性（Ⅰ型）、ANCA 阳性（Ⅲ型）。此外，Ⅱ型患者的血循环免疫复合物及冷球蛋白可呈阳性，并可伴血清补体 C3 降低。

### （四）心理社会评估

1. 评估患者对疾病的反应，护士要耐心听取患者的倾诉以判断他（或她）对患病的态度。

2. 评估可能会帮助患者的家属、朋友、重要关系人的能力。

3. 评估患者及其家属对疾病治疗的态度。

## 五、护理诊断及医护合作性问题

1. 营养不良：低于机体需要量　与食欲不振，摄入量减少有关。

2. 潜在并发症　急性充血性心力衰竭、高血压脑病、急性肾衰竭。

3. 有感染的危险　与机体免疫力低下有关。

4. 体液过多　与肾功能损害、水钠潴留有关。

5. 焦虑　与缺乏诊断及治疗的相关知识，或对治疗及预后不可知有关。

## 六、计划与实施

急进性肾小球肾炎的治疗包括针对急性免疫介导性炎症病变的强化治疗以及针对肾病变后果的对症治疗两方面。总体治疗目标是患者能够维持营养平衡、维持出入量平衡、维持水电解质和酸碱平衡、无感染发生、焦虑程度减轻。

### （一）一般治疗及护理

患者应卧床休息，进低盐、低蛋白饮食，每日每公斤体重所给蛋白质量及水分可按急性肾炎原则处理，纠正代谢性酸中毒及防治高钾血症。注意个人卫生，保持皮肤清洁，要经常用温水擦洗，剪短指甲以免抓破皮肤。保持床铺被褥整洁、干燥、平整，预防皮肤感染。一旦发生感染后及早给予青霉素或敏感抗生素治疗。

### （二）强化血浆置换疗法

应用血浆置换机分离患者的血浆和血细胞，弃去血浆，以等量正常人的血浆和患者血细胞重新输入体内，以降低血中抗体或免疫复合物浓度。通常每日或隔日 1 次，每次置换血浆 2 ~ 4L，直到血清抗体或免疫复合物转阴、病情好转，一般需置换 10 次左右。该疗法需配合糖皮质激素及细胞毒药物，以防止在机体大量丢失免疫球蛋白后大量合成而造成反跳。该疗法适用于各型急进性肾炎，但主要适用于Ⅰ型。

### （三）甲泼尼龙冲击伴环磷酰胺治疗

以抑制炎症反应，减少抗体生成，为强化治疗之一。甲泼尼龙 500 ~ 1 000mg 溶于 5% 葡萄糖液中静脉点滴，每日或隔日 1 次，3 次为一疗程。甲泼尼龙冲击疗法也需伴以泼尼松及环磷酰胺口服治疗。甲泼尼龙冲击时护士应注意观察有无感染和水、钠潴留等不良反应。

### （四）替代治疗

急性肾衰竭已达透析指征者，应及时透析。肾移植应在病情静止半年后进行。

### （五）健康教育

护士应给患者相关指导，包括用药、饮食、活动的方法。教育患者增强自我保健意识，预防感染，防止受凉；呼吸道感染高发季节应避免或尽量减少到人群密集的场所，以避免发生感染，加重病情。一旦发生感染后应及早就医。

## 七、预期结果与评价

1. 患者能够维持营养平衡。
2. 患者无感染发生。
3. 患者维持出入量平衡。
4. 患者维持水电解质和酸碱平衡。
5. 患者主诉焦虑程度减轻。

# 第三节　慢性肾小球肾炎护理

## 一、概述

慢性肾小球肾炎简称慢性肾炎，是以蛋白尿、血尿、水肿、高血压为基本临床表现，起病方式各不相同，病程迁延，进展缓慢，可有不同程度的肾功能减退，最终将发展为慢性肾衰竭的一组肾小球病。

慢性肾小球肾炎可发生于任何年龄，但多见于青壮年，男性多于女性。

## 二、病因及发病机制

多数患者病因不明，急性链球菌感染后肾炎迁延不愈，可转为慢性肾炎。大部分慢性肾炎与急性肾炎之间并无明确关系，可能是由于各种细菌、病毒、原虫、支原体、真菌、药物及毒物侵入体内后通过免疫机制、炎症介质因子及非免疫机制等引起本病。目前乙型肝炎病毒感染所致的肾炎，已引起人们的重视。

1. 免疫机制：一般认为是变态反应所致的肾小球免疫性炎症损伤，大部分是免疫复合物型。循环免疫复合物沉积于肾小球，或由于肾小球原位的抗原与抗体形成复合物而激活补体，引起肾组织损伤。

2. 非免疫机制：①肾内血管硬化：肾小球病变能引起肾内血管硬化，加重肾实质缺血性损害。肾脏病理检查显示，慢性肾炎患者的肾小动脉血管硬化的发生率明显高于正常肾脏，而硬化的小动脉可进一步引起肾缺血从而加重肾小球的损害。②高血压加速肾小球硬化：在肾炎后期，患者可因水、钠潴留等因素而出现高血压，持续的高血压会引起缺血性改变，导致肾小动脉狭窄、闭塞，加速肾小球的硬化。③高蛋白负荷的影响：高蛋白饮食使肾血流量及肾小球滤过率增加，持续的高灌注及高滤过最终将导致肾小球硬化。④肾小球系膜的超负荷状态：正常时肾小球系膜具有吞噬、清除免疫复合物及其他蛋白质颗粒的功能，是一种正常保护性作用。当超负荷时，为了吞噬这些物质，促使系膜细胞增生，系膜基质增多，系膜区明显扩张，终于使肾小球毛细血管阻塞、萎缩。

## 三、病理

常见的为系膜增生性肾小球肾炎、膜性肾病、系膜毛细血管性肾小球肾炎及局灶性节段性肾小球硬化等。早期可表现为肾小球内皮细胞及系膜细胞增生，基底膜增厚；晚期肾皮质变薄、肾小球毛细血管袢萎缩，发展为玻璃样变或纤维化，剩余肾单位呈代偿性增生与肥大，使肾表面呈颗粒状，肾体积缩小，最后呈"固缩肾"。除肾小球病变外，尚可伴有不同程度肾间质炎症及纤维化，肾小管萎缩，肾内小血管硬化等。

## 四、护理评估

### （一）健康史

详细询问患者有无急性肾小球肾炎及其他肾病史，就诊情况和治疗经过，家族中有无类似疾病者等。

### （二）身体评估

慢性肾炎多发生于青壮年，出现症状时的年龄多在 20～40 岁之间。起病多隐匿，进展较缓慢（2～3年至数十年不等）。大多数慢性肾炎患者无明显的急性肾炎史，小部分则是由急性肾炎迁延不愈而进入慢性阶段。由于慢性肾炎是一组病因和病理改变不完全相同的疾病，故临床表现有很大差异，现将慢性肾炎的共同性表现，归纳如下。

1. 尿液异常改变　尿异常几乎是慢性肾炎患者必有的症状。蛋白尿和血尿出现较早，多数为轻度蛋白尿和镜下血尿，部分患者可出现大量蛋白尿或肉眼血尿。多数患者由于蛋白尿因而排尿时泡沫明显增多且不易消失，尿蛋白含量不等，一般常在 1～3g/d，亦可呈大量蛋白尿（＞3.5g/d）。在尿沉渣中常有颗粒管型和透明管型，伴有轻度至中度血尿，偶有肉眼血尿。

2. 水肿　大多数患者有不同程度的水肿，轻者仅面部、眼睑和组织疏松部位轻至中度可凹性水肿，一般无体腔积液。水肿重时则遍及全身，并可有胸腔或腹腔积液，少数患者始终无水肿。

3. 高血压　大多数慢性肾炎患者迟早会出现高血压，有些患者以高血压为首发症状，多为中等度血压增高，尤其以舒张压增高明显。血压可持续性升高，亦可呈间歇性升高。有的患者因血压显著增高而出现头胀、头晕、头痛、失眠、记忆力减退。持续高血压数年之后，可使心肌肥厚，心脏增大，心律失常，甚至发生心力衰竭。患者可伴有"慢性肾炎眼底改变"，即眼底视网膜动脉变细、迂曲反光增强和动静脉交叉压迫现象，少数可见絮状渗出物和出血。

4. 肾功能损害  慢性肾炎的肾功能损害呈慢性进行性损害，早期主要表现为肾小球滤过率下降，多数患者在就诊时未降到正常值的 50% 以下，因此血清肌酐及尿素氮可在正常范围内，临床上不出现氮质血症等肾功能不全的症状。后期随着被损害的肾单位增多，肾小球滤过率下降至正常值的 50% 以下，若这时在应激状态（如外伤、出血、手术或药物损害等）下，加重肾脏的负担，则可发生尿毒症症状。进展快慢主要与病理类型相关，如系膜毛细血管性肾炎进展较快，膜性肾病进展较慢，但也与是否配合治疗、护理和有无加速病情发展的因素，如感染、劳累、血压增高及使用肾毒性药物等有关。

5. 贫血  慢性肾炎在水肿明显时，可有轻度贫血，这可能与血液稀释有关。如有中度以上贫血，多数是与肾内促红细胞生成素减少有关，表明肾单位损伤严重。

（三）实验室检查及辅助检查

1. 尿液检查  尿蛋白为轻度至中度增加，定性为 + ~ ++，定量常在 1 ~ 3g/d，尿沉渣可见红细胞增多和管型。

2. 血液检查  早期血常规检查多正常或轻度贫血。晚期红细胞计数和血红蛋白明显下降。晚期肾功能检查示血肌酐和尿毒氮增高，内生肌酐清除率下降。

3. B 超  晚期可见肾脏缩小，皮质变薄，肾脏表面不平，肾内结构紊乱。

4. 肾活检病理检查  有助于确诊本病，判明临床病理类型、指导治疗及预后。

（四）心理社会评估

1. 患者对疾病的反应，如焦虑、否认、悲观情绪。

2. 家庭成员对疾病的认识及应对能力，是否能督促患者按时服药、定期复诊。

3. 患者及家属有无坚持长期用药的思想准备，如果患者最终发展为慢性肾衰竭，是否有足够的经济基础以保证患者的终生用药及透析治疗。

## 五、护理诊断与医护合作性问题

1. 营养失调：低于机体需要量  与食欲降低有关。
2. 活动无耐力  与低蛋白血症有关。
3. 体液过多  与肾小球滤过率下降有关。
4. 知识缺乏  缺乏慢性肾炎治疗、护理知识。
5. 预感性悲哀  与疾病的漫长病程及预后不良有关。

## 六、计划与实施

通过积极地治疗与护理，患者食欲增加，营养状况得到改善，患者水肿等症状得到缓解，能遵医嘱按时、准确地服用药物并坚持合理饮食。在进行健康教育之后，能够积极参与自我护理。患者焦虑感或恐惧感减轻，情绪稳定。

（一）饮食护理

视患者水肿、高血压和肾功能情况控制盐、蛋白质和水的摄入。给予优质蛋白、低磷饮食，以减轻肾小球毛细血管高压力、高滤过状态，延缓肾小球硬化和肾功能减退。有明显水肿和高血压者需低盐饮食。

（二）用药护理

药物治疗的目的主要是保护肾功能，延缓或阻止肾功能的下降。

1. 利尿降压药物  积极控制高血压是防止本病恶化的重要环节，但降压不宜过低，以避免肾血流量骤减。有钠水潴留容量依赖性高血压患者可选用噻嗪类利尿药，如氢氯噻嗪，一般剂量为 12.5 ~ 50mg，1 次或分次口服。对肾素依赖性高血压则首选血管紧张素转换酶抑制剂，如贝那普利 10 ~ 20mg，每日 1 次。此外，常用钙拮抗剂，如氨氯地平 5 ~ 10mg，每日 1 次。也可选用 β 受体阻断药，如阿替洛尔 12.5 ~ 25 mg，每日 2 次。高血压难控制时可选用不同类型降压药联合应用。近年研究证实，血管紧张素转换酶抑制剂延缓肾功能恶化的疗效，并不完全依赖于它的降全身高血压作用，已证实该类药对出球小动脉的扩张强于对入球小动脉的扩张，所以能直接降低肾小球内高压，减轻高滤过，抑制系膜细胞增生和细胞外基质的堆积，以减轻肾小球硬化，延缓肾衰竭，故此药可作为慢性肾炎患者控制高血压的首选药物。应用血管紧张素转换酶抑制剂时应注意防止高钾血症，血肌酐大于 $350\mu mol/L$ 的非透析治疗患者不宜使用。

2. 血小板解聚药　长期使用血小板解聚药可延缓肾功能减退，应用大剂量双嘧达莫或小剂量阿司匹林对系膜毛细血管性肾小球肾炎有一定疗效。

3. 糖皮质激素和细胞毒药物　一般不主张积极应用，但患者肾功能正常或仅轻度受损，肾体积正常，病理类型较轻，尿蛋白较多，如无禁忌者可试用。

（三）活动与休息

慢性肾炎患者若无明显水肿、高血压、血尿、尿蛋白及无肾功能不全表现者可以从事轻度的工作或学习，但不能从事重体力劳动、避免劳累、受寒、防止呼吸道感染等。有明显水肿、血尿、持续性高血压或有肾功能进行性减退者，均应卧床休息和积极治疗。若有发热或感染时，应尽快控制。

（四）健康教育

1. 护士应告诉患者常见的诱发因素：慢性肾炎病因尚未明确，但反复发作常有明显的诱因，如感染、劳累、妊娠等。应向患者及家属解释各种诱因均能导致慢性肾炎的急性发作，加重肾功能的恶化，必须尽量避免这些诱发因素。

2. 慎用或免用肾毒性及诱发肾损伤的药物：药物引起的肾损害有两种类型，一类是药物本身具有肾毒性，如氨基糖苷类抗生素（包括新霉素、庆大霉素、妥布霉素、阿米卡星和链霉素等）、先锋霉素、二性霉素、顺铂及造影剂也是具有肾毒性的药物。另一类是药物可引起过敏反应而导致肾损害，此类药物常见的有磺胺药、非类固醇类消炎药（如吲哚美辛、布洛芬、芬必得等）、利福平等。

3. 戒烟戒酒，不要盲目相信甚至服用"偏方秘方"药物。

4. 告诉患者一旦出现水肿或水肿加重、尿液泡沫增多、血压增高或有急性感染时，应及时到医院就诊。

## 七、预期结果与评价

1. 患者的营养状况能最大限度地促进康复，防止病情恶化。
2. 患者能充分地休息，有充足的睡眠。
3. 患者的水、电解质能保持平衡。
4. 患者能正视自己的疾病，积极参与自我护理。
5. 患者情绪状态稳定，焦虑、悲哀程度减轻。

# 第四节　急性肾衰竭护理

## 一、概述

急性肾衰竭，是由多种病因引起的一种临床综合征，表现为肾功能在短时间内（几小时至数几天）急剧地进行性下降，代谢废物排出急剧减少，血肌酐和尿素氮升高、水电解质和酸碱平衡紊乱及全身各系统并发症。

急性肾衰竭是临床较常遇到的一种危重疾病。如能迅速采取有效的治疗及护理措施，多数病例是可逆转的。

## 二、病因及发病机制

### （一）病因

急性肾衰竭的病因很多，临床上分为肾前性、肾性和肾后性三种。

1. 肾前性　是指肾脏本身无器质性病变，由某些引起有效循环血容量不足、心输出量下降、肾血管收缩等因素导致肾脏血流灌注量减少，以致肾小球滤过率降低。常见的肾前性急性肾衰竭的病因有：

（1）血容量不足：各种原因引起的大出血，如胃肠道大出血、产后大出血、严重外伤、外科手术导致出血过多等；烧伤及创伤面大量渗液、严重脱水、过度出汗导致大量体液从皮肤丧失；剧烈呕吐、腹泻等造成胃肠道液体大量丢失；长期大量使用利尿剂等。

（2）心输出量减少：严重的心肌病和心肌梗死所导致的泵衰竭，严重心率失常引起的血循环不良等均可导致心排出量减少，致使肾血灌注量减少。

（3）有效动脉血流量减少和肾内血流动力学改变，包括肾前小动脉收缩和肾后小动脉扩张。

2. 肾性　由于肾实质损伤所致。最常见的是肾缺血或肾毒性物质损伤肾小管上皮细胞。常见的肾性因素有：急性肾小管坏死，占所有急性肾衰竭病例的 75% ~ 80%；急性肾间质病变；肾小球和肾血管病变。引起急性肾小管坏死的因素如下：

（1）缺血性病变：为急性肾小管坏死最常见的原因，各种肾前性因素如未能及时得到纠正，则可继续发展导致肾小管坏死。

（2）药物及中毒：①金属盐类：汞、铅、砷、金、银、铜等。②有机溶剂：甲醇、甲苯、四氯化碳、氯仿等。③抗生素：氨基苷类抗生素是药物所致急性肾小管坏死的主要原因，常见的有卡那霉素、庆大霉素、阿米卡星、多黏菌素 B、妥布霉素、新霉素、链霉素等。其他的抗生素有磺胺类药物、四环素、甲氧苯青霉素、先锋霉素、两性霉素及利福平等。④其他药物：抗癌药物（如顺铂）、血管紧张素转移酶抑制剂（ACEI）、雷公藤、非甾体消炎药，如对乙酰氨基酚、保泰松等。⑤造影剂。⑥生物毒素：蛇毒、蜂毒、鱼胆毒、毒蕈等。

（3）血管内溶血：当血型不合输血后，产生大量血红蛋白及红细胞破坏产物，血红蛋白在肾小管中形成管型，堵塞管腔，引起急性肾小管坏死。另外，使用奎宁、磺胺等药物，严重感染、毒素如蛇毒、蜂毒，烧伤等亦可诱发急性溶血，引起肾小管坏死。

3. 肾后性　多种原因的急性尿路梗阻所致。梗阻可发生在尿路从肾盂到尿道的任一水平。肾后性急性肾衰竭较少见，多数可逆。及时解除梗阻可使肾功能迅速恢复正常。引起尿路梗阻的病因有：①结石、肿瘤或坏死组织引起的输尿管内梗阻。②肿瘤压迫、粘连及纤维化病变引起的输尿管外梗阻。③前列腺肥大、前列腺癌、膀胱肿瘤、盆腔肿瘤等引起下尿路梗阻等。

### （二）发病机制

急性肾衰竭的发病机制尚有争议，一般认为不同病因、不同的病理损害类型，有其不同的始动机制和持续发展因袭。目前对于缺血所致的急性肾小管坏死的发病机制，主要有以下解释。

1. 肾血管血流动力学的改变　实验证明几乎所有的急性肾小管坏死均有肾血流量的减少，故不少学者认为它是病因。由于肾血流量重新分布，肾皮质血流量减少，肾髓质充血，导致肾小球的滤过率降低。

2. 肾小管上皮细胞代谢障碍　主要为缺氧所致。

3. 肾小管上皮细胞陀螺、管腔中管型形成　该学说认为，变性坏死的上皮细胞及脱落的微绒毛碎片或血红蛋白、肌红蛋白等可阻塞肾小管，导致阻塞部位以上的肾小管内压增高，继而使肾小囊内压升高，当囊内压力 + 肾小球毛细血管内胶体渗透压 = 毛细血管内静水压时，遂导致肾小球滤过停止。

## 三、病理

由于病因及病情严重程度不同，病理改变可有显著差异，轻者仅肾小管轻微病变，重者可有肾小管的广泛变性和坏死。一般肉眼检查可见肾脏增大而质软，剖面可见肾髓质呈暗红色，皮质肿胀，因缺血而呈苍白色。光镜检查可见肾小管上皮变薄、肿胀、坏死，管腔内有脱落的上皮、管型和炎症渗出物。肾间质可有不同程度的炎症细胞浸润和水肿。肾中毒所致者，病变多为近端小管上皮细胞融合样坏死，而基膜完整。肾缺血所致者，小管细胞多呈灶样坏死，分散于肾小管各段中，基底膜常遭破坏。有些病者的肾小管在普通光镜下没有改变，但用电子显微镜检查常可见到上皮细胞的线粒体变形，内浆网消失，微绒毛脱失等变化。

一般在一周左右，如基底膜仍完整存在，则肾小管上皮细胞可迅速再生，恢复病前的原状，但如基底膜已破坏，则上皮细胞不会再生而形成结缔组织瘢痕。

## 四、护理评估

### （一）健康史

护士应详细询问可能会导致急性肾衰竭的原因，如失血、失液、败血症等所致的周围血管扩张而导致有效循环容量不足；心肌病变所致的心排出量减少；服用过肾毒性药物或接触过肾毒性物质。了解患者过去有无慢性肾脏疾病史及患者家族中有无肾脏疾病史等。

### （二）身体评估

急性肾小管坏死是急性肾衰竭最常见的临床类型。通常按其病因分为缺血性和肾毒性。临床表现包括原发疾病、急性肾衰竭引起的代谢紊乱和并发症等三个方面。典型的急性肾衰竭可分为起始期、维持期和恢复期等三个阶段。

1. 起始期　指典型肾前性氮质血症至肾小管坏死之前这一阶段。此期有严重肾缺血，但尚未发生明显的肾实质损伤，若及时治疗可避免 ATN 的发生。此期以远发病的症状体征为主要临床表现，伴有尿渗透压下降。历时较短，仅数小时至 1 ~ 2d，肾损害可逆转。

2. 维持期　又称少尿期。一般为 7 ~ 14d，平均 10d，极少数可达 30 ~ 70d。肾小球滤过率保持在低水平，许多患者可出现少尿，也有些患者没有少尿，尿量在 400mL/d 以上，甚至 1 000 ~ 2 000mL，这称为"非少尿型"急性肾衰竭，预后往往较好。不论尿量是否减少，随着肾功能减退，临床上出现一系列尿毒症症状。

（1）水、电解质紊乱

①水肿：患者可表现为全身水肿，体重增加，严重时出现肺水肿、脑水肿、急性心力衰竭等而危及生命。临床上脑水肿常较突出，表现为极度衰弱无力、头痛、视力迷糊、嗜睡、躁动、惊厥等一系列精神及神经的症状。

②高钾血症：高钾血症是少尿期常见的死亡原因之一，主要是因为肾脏排泄钾减少。另外，体内存在高分解状态所致蛋白分解，释放出大量钾离子，或静脉内滴注含钾药物，摄入含钾较多的食物或饮料以及大量输库存血等因素均可引起或加重高钾血症。患者表现为四肢乏力、感觉异常、肌腱反射消失、恶心、呕吐等神经肌肉系统症状，以及心率减慢、心律失常、传导阻滞，甚至心搏骤停等心脏方面的表现。

③低钠血症：主要是由于水分过多所致的稀释性低钠血症，另外由于肾小管受损，其保留钠的功能受到破坏，大量钠被排出，亦可造成低钠血症。低钠血症可使血渗透浓度下降，导致水分向细胞内渗透，从而出现细胞水肿，表现为急性水中毒、脑水肿症状，并可加重酸中毒。

④低钙血症、高磷血症：低钙血症是由于肾脏受损后，无法激活维生素 D，从而抑制了钙的吸收，造成低钙血症。高磷血症是由于肾脏不能将磷排出体外，以至于在体内蓄积。

（2）代谢性酸中毒：主要是因为肾脏排泄酸性代谢产物能力降低以及高分解状态使酸性代谢产物增加导致，表现为疲倦、嗜睡、深而快的呼吸、食欲不振、腹痛、恶心呕吐甚至昏迷等。

（3）氮质血症：由于氮质和其他代谢废物排出减少和高分解状态存在，血中尿素氮及肌酐升高。

（4）各系统临床综合征：全身各系统均可受累，表现与慢性肾衰竭相似的症状：①首先出现消化道系统：表现为食欲不振、恶心呕吐、腹胀腹痛、腹泻便秘。②呼吸系统：可有肺水肿、尿毒症肺炎、肺泡及间质大量纤维素渗出、呼吸功能减退等表现。③循环系统：表现为高血压、心肌病变、心律失常及心功能衰竭等。④中枢神经系统：可出现精神失常、躁动、嗜睡、扑翼样震颤、惊厥、昏迷等症状。

⑤造血系统：因红细胞生成功能受抑制，寿命缩短，因而出现贫血、血小板数量减少、功能障碍及有严重的出血倾向。

3. 恢复期 此期肾小管上皮细胞再生、修复，肾小管完整性恢复。肾小球滤过率逐渐恢复至正常或接近正常范围。少尿性患者开始出现利尿，可有多尿表现，每天尿量可达 3 000 ~ 5 000mL，甚至更多。持续时间多为 1 ~ 3 周或更长，继而恢复正常。与肾小球滤过功能恢复相比，肾小管浓缩功能的恢复相对延迟，常需数月至 1 年后才能恢复。若肾功能持久不恢复，可能提示肾脏遗留永久性损伤。一般认为，病者年龄越大，少尿期持续时间越长，并发症越多，肾功能的恢复越差。

### （二）实验室及辅助检查

1. 血液检查 可有轻中度贫血，血肌酐每日平均增 > 44.2μmol/L，血清钾浓度常大于 5.5mmol/L，血气分析示代谢性酸中毒。血钠浓度可正常或偏低，血钙可降低，血磷升高。

2. 尿液检查 尿液外观多混浊。尿蛋白多为 + ~ ++，以中小分子蛋白质为主。尿沉渣检查可见肾小管上皮细胞、颗粒管型、上皮细胞管型及少量红、白细胞等。尿比重降低且固定，多低于 1.015。

尿渗透浓度低于 350mOsm/L，尿与血渗透浓度之比低于 1.1。

3. 影像学检查 B 超显示肾脏体积增大或呈正常大小。尿路超声显像对排除尿路梗阻和慢性肾功能不全很有帮助。

4. 肾活检 是重要的检查手段。在排除了肾前性和肾后性因素之外，凡诊断不明均应做肾活检以明确诊断，决定治疗方案及估计预后。

### （四）心理社会评估

急性肾衰竭是危重病之一，尤其在少尿期，患者可有濒死感、恐惧感，护理人员应仔细评估患者对疾病的反应、采取的态度、接受的程度及应对能力。评估患者家庭和社会支持系统的情况、他们对疾病的了解程度、焦虑水平及应对机制。护士应在诊断和治疗阶段给予患者和家属支持。

## 五、护理诊断及医护合作性问题

1. 体液过多 与水钠潴留有关。
2. 潜在的并发症 猝死、高血压脑病、急性左心衰竭、心律失常、心包炎、多脏器功能衰竭、DIC 等。
3. 有感染的危险 与机体免疫力低下有关。
4. 营养失调：低于机体需要量 与恶心、呕吐、食欲下降及饮食受到限制有关。
5. 恐惧 与肾功能急剧恶化、病情重等因素有关。

## 六、计划与实施

由于急性肾衰竭多为可逆的，任何治疗手段都应注意不要加重肾脏损害。治疗及护理重点在少尿期。应尽量减少少尿期的各种紊乱，纠正水电解质和酸碱平衡紊乱，积极治疗心力衰竭、心律失常、脑病、应激性溃疡病大出血等严重的并发症，有条件者应尽量采取透析疗法。多尿期的治疗主要是防止电解质及水的负平衡，同时还应当防止感染。

急性肾衰竭患者的总体治疗目标是患者能够维持营养平衡、维持出入量平衡、维持水电解质和酸碱平衡、无感染发生、焦虑程度减轻。

### （一）少尿期的护理

1. 一般护理

（1）心理护理：急性肾衰竭是危重病之一，患者可有濒死感、恐惧感，护士应协助患者表达对疾病的感受，了解患者对疾病的态度。在护理过程中，护士应向患者及其家属详细解释疾病发展过程以降低其恐惧、焦虑及不安情绪。另外，当患者精神方面发生改变时，应向家属解释这是疾病导致的病理生理及心理上的改变，以解除家属的疑惑，并避免造成家属与患者间的隔阂。随时评估患者的悲伤情况，并给予情绪与心理的支持。

（2）观察病情：每日评估患者的精神状况。注意观测患者的血压变化、脉搏、体温、呼吸的频率，是否有 Kussmaul 呼吸（深而快的呼吸）。仔细观察患者皮肤的颜色、水肿情况、颈静脉是否有怒张、听诊肺部是否有啰音。记录 24h 出入量和体重变化，观察水肿的消长，进食情况，监测电解质的变化。进行心电监测，观察心率和心律的变化。监测电解质的变化。

（3）预防感染：协助患者进行口腔、皮肤、会阴部的清洁，静脉导管和留置尿管等部位应定期消毒，预防感染。根据细菌培养和药物敏感试验合理选用对肾无毒性或毒性低的抗菌药物治疗，并按肾小球滤过率来调整药物剂量。尽量避免使用有较强肾毒性药物的抗生素如氨基苷类、两性霉素等。

（4）休息、活动与营养：绝对卧床休息以减轻肾脏负担，抬高水肿的下肢。对于能进食的患者，给予高生物效价的优质蛋白，蛋白质的摄入量限制在 20g/d，并适量补充必需氨基酸。对有高分解代谢、营养不良及接受透析的患者，其蛋白质摄入量可适当放宽。给予高碳水化合物和高脂饮食，供给足够的热量，每日 35kcal/kg，保证机体正氮平衡。对于有恶心、呕吐的患者，可遵医嘱给予止吐药，并做好口腔护理，促进其食欲。不能经口进食者可用鼻饲或静脉补充营养物质。

2. 维持水、电解质、酸碱平衡

（1）严格限制液体入量，坚持"量出为人"的原则 24h 补液量为前一日显性失液量 + 不显性失液量一内生水量。显性失液量是指前一日 24h 内的尿量、粪便、呕吐物、出汗、引流液及创面渗液等可以观察到的液量的总和；不显性失液量是指每日从呼气中丢失的水分和从皮肤蒸发丢失的水分。通常不显性失液量 – 内生水量按 500 ~ 600mL 计算。

（2）限制钠盐和钾盐：钠盐每日供给不超过 500mg。对有高血钾的患者，还应限制钾的入量，每日进量少于 2 000mg，少用或忌用富含钾的蔬菜、水果，如紫菜、菠菜、山药、坚果、香蕉、枣等。

（3）高钾血症的处理：一般来说，轻度的血钾升高（< 6mmol/L）只需密切观察和严格限制含钾多的食物及药物。如血钾继续升高，浓度超过 6mmol/L，心电图显示高而尖的 T 波、QRS 变宽、ST 压低时，应立即采取措施：①排出：使钾排出体外是最主要的治疗方法。中药（如大黄、公英、牡蛎）煎剂灌肠或口服阳离子交换树脂均可促使钾从消化道排出。②转移：使钾从细胞外转入细胞内，可暂时缓解高钾血症。例如可用 50% 葡萄糖液 50mL 加胰岛素 10IU 静脉滴注，以促使葡萄糖和钾离子等转移至细胞内合成糖原，注射后 30min 即可降低血钾 1 ~ 2mmol/L，维持时间可达数小时。③对抗：静脉输入钙、碱性药物，可直接对抗高血钾对心脏的毒性作用。如将 10% 的葡萄糖酸钙 10 ~ 20mL 在心电图的监护下缓慢（5min）静脉注入，可快速拮抗钾离子对心肌的毒性作用。④透析：血液透析或腹膜透析。

（4）纠正代谢性酸中毒：当血浆实际碳酸氢根低于 15mmol/L 时，应给予 5% 的碳酸氢钠 100 ~ 250mL 静脉滴注，根据心功能情况控制滴速，并动态随访监测血气分析。

3. 肾脏替代治疗　包括血液透析和腹膜透析治疗。

**（二）多尿期的护理**

多尿期治疗与护理的重点仍为维持水、电解质及酸碱平衡，控制氮质血症，治疗原发病和防止各种并发症。膳食中仍应严格控制蛋白质摄入量，每日应低于 20%。进入多尿期 5 ~ 7 天，由于氮质血症有好转，可将蛋白质进量稍放宽，按 0.5 ~ 0.8g/（kg·d）或 45g/d 供给。给予高糖、高维生素及高热量饮食。入液量按尿量的 2/5 计算，其中一半是生理盐水，另一半用 50% ~ 10% 的葡萄糖液。每日尿量超过 2 000mL 时，应补充钾盐。

**（三）恢复期的护理**

一般无特殊处理，定期随访肾功能，避免使用对肾有损害的药物。待病情稳定后可恢复正常饮食，蛋白质供给量为 1g/（kg·d），热能供给量为 30 ~ 35kcal/（kg·d），供给充分的热量、维生素等。

**（四）健康教育**

出院前护士应明确患者和家属的需求，给患者相关指导，包括用药、饮食、活动的方法。定期门诊复查，检查尿液，出现症状立即就医。教育患者增强自我保健意识，预防感染，避免各种应激因素的发生。

## 七、预期结果与评价

1. 患者能够维持出入量平衡。
2. 患者能够维持水电解质和酸碱平衡。
3. 患者能够无感染发生。
4. 患者能够维持营养平衡。
5. 患者能够无恐惧，焦虑程度减轻。

微信扫码
◆临床科研
◆医学前沿
◆临床资讯
◆临床笔记

# 第四章

# 神经内科常见症状、体征护理

## 第一节 意识障碍

意识障碍（conscious disorder）是指不能正确认识自身状态和（或）客观环境，不能对环境刺激做出正确反应的一种病理过程，其病理学基础是大脑皮质、丘脑和脑干网状系统的功能异常。意识障碍通常同时包含有觉醒状态和意识内容两者的异常，常常是急性脑功能不全的主要表现形式。

### 一、发病原因（图 4-1）

### 二、分类及临床特点（表 4-1）

表 4-1 意识障碍分类及临床特点

| | 分类 | 临床特点 |
|---|---|---|
| 意识觉醒障碍分级 | 嗜睡（somnolence） | 是一种病理性睡眠状态，为意识障碍的早期表现。患者能被语言、疼痛刺激（如压眶）或其他刺激唤醒，醒后能基本正确回答问话及配合查体。外界刺激停止后，患者迅速恢复睡眠状态。 |
| | 昏睡（stupor） | 意识清晰程度较前下降，需强烈刺激（如挤压胸大肌）方能唤醒患者，但患者不能完全配合查体及正确回答问话，自发性语言很少，外界刺激停止后，患者立刻进入睡眠状态。 |
| | 浅昏迷（light coma） | 任何刺激均不能唤醒患者，强烈刺激仅能引起患者肢体的简单防御性动作，自发性运动少见。患者的角膜反射、瞳孔对光反射存在，血压、脉搏、呼吸等生命体征稳定。 |
| | 深昏迷（deep coma） | 对外界一切刺激均无反应，各种反射消失（包括角膜反射、瞳孔对光反射、病理反射）生命体征存在，但可出现不同程度的障碍。 |
| 意识内容障碍 | 精神错乱（confusion） | 患者认识自己和周围环境的能力减退、思维、记忆、理解和判断能力减退，语言不连贯并错乱，时间、地点、人物的向力障碍，患者清醒后，不能会议疾病的过程。 |
| | 谵妄状态（delirium） | 患者除有上述的精神错乱外，还出现明显的幻觉、错觉及妄想。幻觉常具有恐怖性质，所以患者表情恐惧，出现躲避、逃跑或攻击行为，也可表现为兴奋、躁动、语言增多、大喊大叫。 |

### 三、辅助检查

1. 血液检查 血常规、血气分析、电解质、肝功能、肾功能、血脂及脂蛋白测定的检查。

2. 脑脊液检查 可直接测知颅内压力、脑脊液常规、生化、免疫球蛋白及细胞学的检查有助于病因的分析。

3. 神经电生理检查 脑诱发电位检查对意识障碍的诊断及预后的判断有一定的意义。

4. 颅脑影像学检查 CT、MRI 可显示病变的部位、大小、性质等。DSA 为全脑血管造影数字减影，可了解血管的形态。

5. 脑电图 脑电图对病毒性脑炎的早期诊断有重要价值；特征性的亚急性硬化性全脑炎（SSPE）综合波对亚急性硬化性全脑炎的诊断有重要意义；典型的周期性三相波（SPD）是 CJD 特征性的脑电图

改变。脑电图也是诊断癫痫的必要检查。

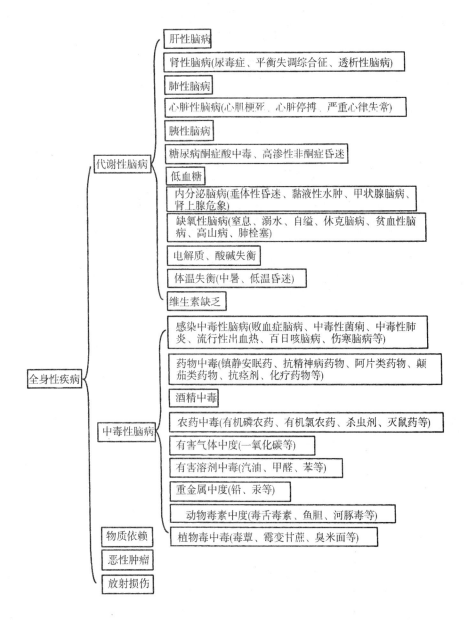

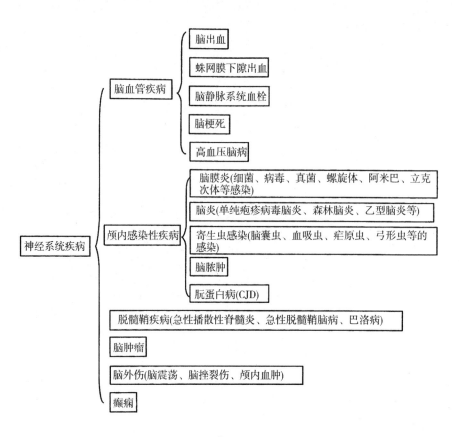

图 4-1 常见原因

## 四、诊断与鉴别诊断（图 4-2）

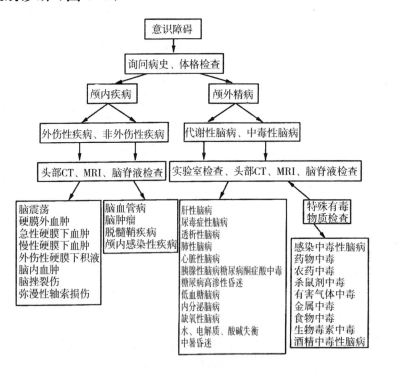

图 4-2 诊断与鉴别诊断流程图

### 五、护理措施

#### （一）一般护理

1. 病室内温湿度适宜，环境清洁，限制探视、陪伴。

2. 严密监测意识及生命体征变化：昏迷初期应每隔 0.5～1 小时观察神志、脉搏、体温、呼吸、血压一次。病情稳定后可改为 2～4 小时一次。意识状态与生命体征的观察，在昏迷患者的护理中有重要意义。此外，还应注意观察瞳孔大小、对光反射、角膜反射及压眶疼痛反应以及全身情况、神经系统的体征变化等，并做详细记录。当出现昏迷加深、瞳孔进行性散大、呼吸不规则、血压不稳定时，及时报告医生。

3. 保持呼吸道通畅：因昏迷患者呼吸道纤毛运动、咳嗽反射、吞咽反射减弱甚至消失，易使分泌物堆积，发生误吸，可造成窒息和吸入性肺炎。护理中应定时翻身、叩背、吸痰。吸痰动作要轻柔，每次吸痰时间不超过 15 秒，以旋转、提拉的方式将痰吸出。如呼吸道不畅、缺氧加重应行气管切开或使用人工呼吸机。

4. 吸氧：脑组织缺氧可加重脑水肿，使意识障碍加重。吸氧有利于维持全身重要脏器的功能，并可预防潜在的并发症，如颅内压增高和脑水肿。采用持续低流量氧气吸入 2～4L/min，吸氧时注意鼻导管插入深度及保护鼻黏膜。鼻导管应定期更换，避免分泌物阻塞，影响氧流量。

5. 遵医嘱按时给予脱水降颅压药物：脑出血昏迷患者常合并颅内压增高和脑水肿，若不及时、有效地控制，则可能发生脑疝而危及生命。常用降颅压的药物为 20% 甘露醇，甘露醇应在 15～30 分钟内输入，一般用药后 20 分钟开始起作用，注射后 2～4 小时内脱水降颅压作用最强，可降低颅内压 43%～66%，作用可持续 6 小时以上。

6. 降低血压：在长期高血压病变的基础上，血压骤升、血管破裂是脑出血的常见原因。血压降至过低可造成脑供血不足，加重意识障碍。如收缩压超过 26.7kPa（200mmHg）者，应酌情应用降低血压药物，但也不宜降至 21.3kPa（160mmHg）以下。使用降压药物的同时应须密切观察患者血压的变化。

7. 维持水及电解质平衡，严格记录 24 小时出入量。静脉输液可维持患者水分及能量代谢的需要，保证重要脏器有足够的血流灌注，防止电解质及酸碱平衡失调。昏迷患者 2～5 天内一般给予禁食，静脉补液。有明显颅内压增高者，原则上每日输液不宜超过 1500～2 000mL，一般以 5%～10% 葡萄糖为主，其余可用生理盐水 500～1 000mL，并注意每日补钾。多汗、高热、呕吐者应酌情增加 1 000mL 左右。定时检查血清钾、钠、氯及二氧化碳结合力。根据化验结果调整补液成分。应保证患者有足够入量，密切观察有无脱水及电解质紊乱的表现，发现异常及时报告医生。

8. 不能进食者可给予鼻饲，以提供充足的营养及水分满足机体的需要量，避免发生营养障碍，增强机体免疫力，减少并发症并可避免水、电解质紊乱的发生。长期昏迷患者可给予鼻饲。鼻饲饮食的内容和数量应根据患者消化能力及热量需要而定，一般给予高热量、高蛋白、易消化的流食。每次鼻饲量以 200～300mL 为宜，鼻饲饮食温度不宜过高，以免造成胃黏膜烫伤。每次灌注前先回抽胃液，检查胃管是否在胃内，灌注速度不宜过快，以免引起呃逆或呕吐，必要时可用肠内营养输注泵匀速泵入。鼻饲后，可再灌注少量温开水冲洗胃管，防止鼻饲管堵塞。

9. 保持大便通畅，如患者 3 天无大便，可遵医嘱给予缓泻药，并帮助患者养成每日定时排便的习惯，每日给患者腹部按摩，促进肠蠕动。

#### （二）预防并发症的护理

1. 口腔护理　昏迷患者吞咽反射减弱或消失，口鼻腔分泌物聚积易引起细菌或真菌感染。良好的口腔护理可避免口腔炎、肺部感染的发生。临床常采用生理盐水纱球清洁口腔，每日 1～2 次。昏迷患者常张口呼吸，可用双层湿纱布盖于口鼻部，以使患者吸入湿润的空气，避免口腔及呼吸道黏膜干燥。为防止口唇干裂，可在口唇上涂以甘油。每次做口腔护理时认真检查口腔黏膜的变化，发现异常及时给予治疗和处理。

2. 眼睛的护理　昏迷患者常由于眼睑闭合不全，致角膜外露，由于干燥和异物可发生角膜炎、角膜溃疡和结膜炎。对于眼睑闭合不全者给予纱布覆盖双眼或眼罩保护，有结膜水肿的患者可每日给予0.25% 氯霉素眼药水滴眼。

3. 泌尿系统的护理　昏迷患者无法控制排尿，需留置导尿管，每2～4小时放尿1次。及时清洁尿道口分泌物，女患者每日做会阴冲洗，并保持会阴部清洁。大便后肛门及其周围皮肤及时清洁，防止污染导尿管。尿袋的位置应低于膀胱，以防尿液回流引起逆行感染。同时注意观察尿液的性质、尿量、颜色、有无絮状物，发现上述情况及时报告医生。

4. 皮肤护理　由于昏迷患者长期卧床，局部组织受压，导致神经营养及血液循环受阻，加之局部皮肤受到排泄物刺激或全身营养状况低下等因素，易形成压疮。压疮不仅增加患者痛苦，还增加感染机会，甚至可因压疮感染导致败血症，造成死亡。因此，应注意观察患者受压部位皮肤有无发红、苍白并每日评估。保持患者床单位清洁、平整、无渣，如排泄物污染被服，应及时更换。保持患者皮肤清洁、干燥，每日用中性皂液及清水清洁皮肤。搬动患者时将其抬离床面，不要拖拉，防止擦伤皮肤。骨突处部位给予减压敷料保护，勤翻身，改善受压部位的血液循环，减少压疮发生的机会。

5. 防止瘫痪肢体肌肉挛缩、关节僵硬畸形的护理　每次翻身后，将肢体摆放于功能位。定时做肢体的被动活动及主动活动，按摩瘫痪肢体每日2～3次，每次15～30分钟，可防止或减缓瘫痪肢体肌肉挛缩、关节僵硬及肢体畸形的发生，促进康复。

（三）健康指导

昏迷后患者常留有肢体瘫痪或语言障碍，还需继续给予细致的生活护理，同时指导患者坚持肢体的功能锻炼及语言训练。可配合体疗、针灸、理疗灯以助恢复。对于长期卧床的患者，需指导家属掌握预防压疮及肺部感染的方法。

# 第二节　吞咽困难

吞咽是食团在口腔内经过咀嚼后，由口腔经过口咽部进入食管，并通过食管进入胃内的过程。正常吞咽动作的完成需要咽、食管的正常解剖结构和运动功能的完整，中枢和周围神经在吞咽过程中起了调节和控制作用。吞咽困难是指进食时胸骨后发堵，食团通过障碍，停滞不下，或食团不能进入食管，停在口内。正常人在过急地吞咽大块食团时，偶尔可能出现发噎现象，但当发生吞咽困难时应引起高度重视，特别是老年患者，需尽早诊断治疗。

## 一、发病原因（图4-3）

## 二、辅助检查

1. X线检查　胸透视或胸片可以了解有无纵隔增大、主动脉瘤、左房增大或心包积液。食管钡餐造影可检查咽部和食管全长和贲门部位有无病变。

2. 拉网脱落细胞检查　食管拉网脱落细胞检查是诊断早期食管癌和食管癌癌前病变较经济、简便、易行、安全可靠的一种方法，最适合门诊和食管癌高发区进行防癌普查，阳性确诊率高达87.3%～94.2%，可作为一种粗筛的检查手段。

3. 食管镜检查　吞咽困难的患者应用食管镜检查，可直接观察到病变部位、范围、形态和色泽，并且做脱落细胞学筛检和病理组织学检查病理确诊。如对食管癌、贲门癌、贲门痉挛、食管良性肿瘤、食管良性狭窄、弥漫性食管痉挛、食管异物、食管裂孔疝、食管结核、食管真菌感染明确鉴别诊断。

4. 食管测压检查　食管测压检查对判断食管的运动功能十分重要。对运动功能失常疾病很有诊断价值，如多发性肌炎、皮肌炎，可见食管上1/3蠕动波消失，食管上括约肌静止压减低；食管痉挛仅可见有非蠕动性小收缩波，食管下括约肌不能松弛；食管弥漫性痉挛有食管强力和反复出现的收缩波，而食管下括约肌迟缓功能良好。

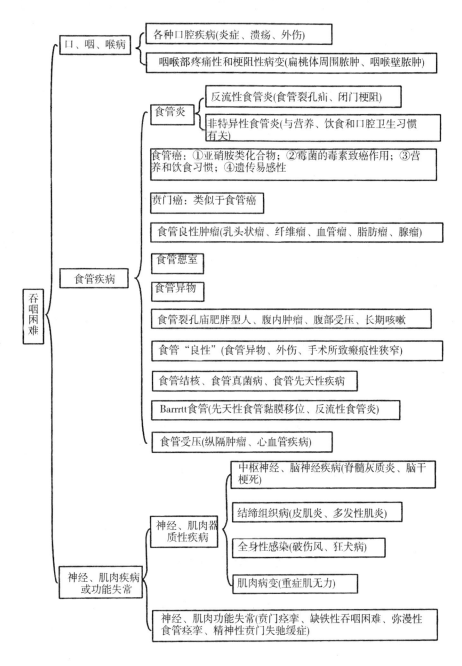

图 4-3 常见原因

## 三、护理措施

### （一）营养支持

1. 请营养师会诊，计算患者每日需要热量和参考食谱。

2. 选择软饭或半流食，避免粗糙、干硬、辛辣的食物。

3. 鼓励患者尽可能自己进食。

4. 如患者不能经口进食，可遵医嘱给予静脉高营养支持或鼻饲。

### （二）饮食护理

1. 餐前准备舒适、清洁、安静的进餐环境，如患者活动后应稍做休息。

2. 进餐时患者应保持端坐位，头稍微前倾，以利于食物顺利通过食管。

3. 提供充足的进餐时间，喂饭速度要慢，每次喂食量要小，交替喂液体和固体食物，让患者充分咀嚼，以保证患者进食量和摄取足够的营养。

4. 如果患者唾液分泌不足，进食前用柠檬汁擦拭口腔或鼓励患者进食酸味硬糖，可刺激唾液分泌。

5. 鼓励能吞咽的患者尽量自己进食，必要时可少量多餐。

6. 卒中患者进食时应将食物放在口腔健侧的后部。

### （三）预防并发症

1. 进餐时尽量减少环境中的干扰因素，如电视、收音机、周围过多的人员，防止这些因素分散患者注意力而引起呛咳。

2. 进餐后为患者进行口腔护理，避免食物残留在口腔，引发误吸。

3. 如果有食物滞留，鼓励患者把头转向健侧，并控制舌头向麻痹的一侧清除残留的食物。可做点头吞咽动作，以清除残留在梨状隐窝的食物。

4. 与患者及其照顾者一起讨论和阐述误吸的原因和预防措施 避免进食干硬、辛辣的食物，应选择密度均一的半流食，如酸奶、藕粉、烂面、粥等。在进食时取端坐位，给充足的时间细嚼慢咽，监测患者是否有脱水。

5. 呛咳处理：呛咳是吞咽困难的最基本特征。出现呛咳时，患者应腰、颈弯曲，身体前倾，下颌低向前胸。当咳嗽清洁气道时，这种体位可防止残渣再次侵入气道。如果食物残渣卡在喉部，危及呼吸，患者应再次弯腰低头。治疗师在肩胛骨之间快速连续拍击，使残渣移出。并站在患者背后，将手臂绕过胸廓下，手指交叉，对横膈施加一个向上猛拉的力量，由此产生的一股气流经过会厌，可"吹"出阻塞物。

### （四）健康指导

1. 告诉患者不能边吃东西边讲话。

2. 口服药片应碾碎后制成糊状，注意要了解清楚哪些药可以碾碎后吃。

3. 向患者、照顾者、家属讲解患者发生误吸（呛噎、咳嗽、气促）后应采取的急救措施：如果误吸液体让患者上身稍前倾，头稍微低于胸口便于分泌物引流并擦去分泌物；如果患者呼吸困难及时通知医护人员。

# 第三节　排尿障碍

排尿是尿在肾脏生成后经输尿管暂贮在膀胱中，贮到一定量后，一次地通过尿道排出体外的过程。

排尿障碍是指排尿动作、排尿量、排尿次数等出现障碍的统称。尿潴留是指膀胱内充满尿液而不能排出，常常由排尿困难发展到一定程度引起。尿潴留分为急性与慢性两种。前者发病突然，膀胱内胀满尿液不能排出，患者十分痛苦，临床上常需急诊处理；后者起病缓慢，病程较长，下腹部可扪及充满尿液的膀胱，但患者却无明显痛苦主诉。尿失禁是由于膀胱括约肌损伤或神经功能障碍而丧失排尿自控能力使尿液不自主地流出。

## 一、发病原因（图 4-4）

## 二、辅助检查

1. 实验室检查　前列腺液对于诊断前列腺疾病有重要意义；前列腺特异抗原（PSA）测定对诊断前列腺癌有一定意义；血糖、尿糖检查可确诊糖尿病；尿常规可了解有无尿路感染；尿细胞学检查对泌尿系肿瘤亦具有诊断价值。

2. 膀胱及下尿路 B 超、膀胱镜　有助于了解有无尿潴留、前列腺疾病、膀胱或下尿路结石、肿瘤等。

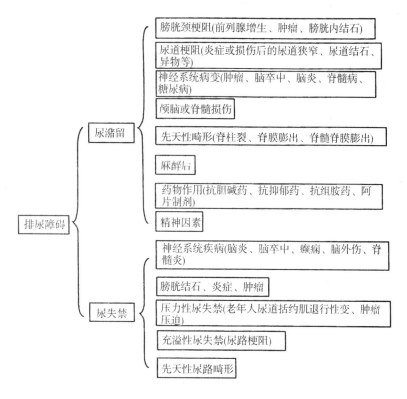

图 4-4　常见原因

## 三、诊断与鉴别诊断（图 4-5）

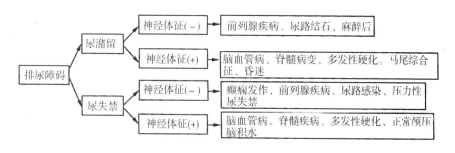

图 4-5　诊断与鉴别诊断流程图

## 四、护理措施

1. 指导患者日间摄入 3 000mL 以上的液体包括食物、饮料、汤汁，预防尿路感染及形成结石；避免饮茶、咖啡、酒，因其会刺激肾脏且扰乱排尿形态；夜间控制饮水，保证睡眠。行动不便需要依赖他人者应主动了解排尿习惯，掌握时间，主动询问。嘱患者不要强忍尿意，随时满足排尿需求，对尿潴留患者要及时导尿排除紧张不适感。

2. 环境：要求为患者制造一个有利于排尿的环境，注意遮挡以避免寒冷和羞耻感，尤其尿频者，床位应靠近厕所，必要时将便器置于床旁。

3. 协助排尿

（1）卧床者在治疗许可的范围内，应采用增加腹压感的体位，以利尿液排出。

（2）无机械性梗阻的排尿困难者，可嘱患者取坐位，行下腹部热敷，听流水声，冲洗会阴等感觉性刺激可缓和排尿抑制，产生尿意，促进排尿。

（3）当残余尿 > 100mL 时，遵医嘱给予导尿或留置尿管等措施。

（4）泌尿系统感染者要多饮水＞3 000mL/d，有助于膀胱内感染清除，糖尿病患者要规律排尿。

（5）脊髓损伤引起的尿潴留在膀胱尚未十分胀满时用手加压排尿，即手置于患者下腹部膀胱膨隆处，向左右轻轻按摩10～20次，促使腹肌松弛，再用手掌自患者膀胱底部向下推移按压，注意用力均匀，逐渐加大压力，但用力不可过猛，以免膀胱破裂，此法可减少膀胱余尿。

（6）排尿意识训练：每次尿管放尿前5分钟，患者卧于床上，指导其全身放松，想象自己在一个安静、宽敞的卫生间，听着潺潺的流水声，准备排尿，并试图自己排尿，然后由陪同人员缓缓放尿，强调患者利用全部感觉，开始时可由护士指导，当患者掌握正确方法后，可由患者自己训练，护士每天督促、询问训练情况。

（7）训练膀胱：意识清楚，有排尿感觉（有尿意时）的长期留置尿管患者，夹闭导尿管，定时每4小时开放10～15分钟。再夹闭，尽量延长2次排尿之间的时间，至少延长到每2～3小时开放导尿管1次，此方法可恢复膀胱收缩舒张的功能。

（8）对于有心智障碍而无器质性排尿功能障碍患者：如脑器质性障碍或痴呆症患者评估其摄入量情况，于固定时间协助督促患者排尿，也可以使用尿布或成人纸尿裤等。

4. 预防感染

（1）可鼓励患者多摄取维生素C、五谷类、肉类、绿叶蔬菜、水果汁等酸化尿液，可降低细菌的繁殖，并可预防尿路结石。

（2）有尿感时不要憋尿。尤其女性做好会阴部卫生，养成良好的卫生习惯，避免盆浴，擦拭应由前至后。

（3）内裤要透气吸汗，避免过紧，以减少细菌滋生的机会。

（4）性交后要多喝水，排空膀胱，以预防会阴部感染。

（5）留置导尿管者按护理常规做好留置尿管护理。

5. 皮肤护理：尿失禁、尿频导致会阴部、臀部潮湿，尿中分解的氨对皮肤的刺激可发生发红、破皮、皮疹甚至失禁性皮炎破溃，一旦伤口产生，在潮湿环境下易引起感染，留置导尿管者则因尿道口易污染、损伤而继发感染，所以应保持皮肤清洁干燥，会阴部、臀部尿湿后均需及时更换尿垫，用清水擦洗。皮肤表面可涂油剂保护皮肤，如凡士林等。及时除去不良气味并保持患者皮肤干燥。

6. 健康指导

（1）对膀胱功能障碍者教会其和家属正确导尿方法及有关护理知识。

（2）施行排尿训练，其效果的产生往往需要数日至数周不等。指导患者家属需保持耐心，给予精神上支持及正向反馈。

（3）针对引起排尿异常不同的病因进行心理护理，情绪紧张、焦虑、烦躁、不安及羞耻感均造成心理压力大，久之可丧失自信和生存信念，护理人员要加强与患者的交流和沟通，鼓励患者坚定信心，配合治疗，坚持康复训练。

（4）针对病因进行预防教育。

# 第四节　排便困难

排便障碍主要是指由于盆底肌协调障碍或大便困难引起的排出粪便的障碍，这一类又可以称为出口梗阻型便秘，常由于盆底肌、肛门括约肌在排便时的活动不能协调，或感觉异常所致。便秘是老年人经常发生的问题，由于缺乏排便的动力所致或排便反射经常受到抑制，直肠对粪便刺激敏感性下降，粪便在肠内停留过久，水分被吸收过多，粪便干燥不能排出。腹泻是指排便次数较平时增多，且粪质稀薄、容量及水分增加，并含有异常成分，如未消化的食物、黏液、脓血及脱落的肠黏膜等。腹泻时伴有腹痛及里急后重感。大便失禁则由于肛门内、外括约肌功能失常导致粪便不正常储存于肠道。

## 一、发病原因（图 4-6）

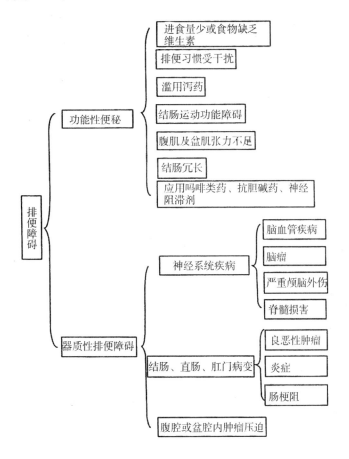

图 4-6　常见原因

## 二、辅助检查

1. 便秘患者　进行大便常规（注意观察大便的颜色、气味、硬度、形状等）及便隐血试验检查，X 线钡餐检查，纤维内镜检查。

2. 腹泻患者　应行大便常规、大便培养及大便隐血试验检查。还根据患者情况做血液检查如血常规、电解质、肝肾功能等，必要时行小肠吸收功能试验、X 线钡餐、直肠镜、结肠镜及 B 超等检查。

3. 大便失禁患者

（1）视诊检查：可能见肛门处有原手术或外伤瘢痕畸形等。

（2）肛门指检检查：见肛管松弛或括约肌收缩功能差等，临床诊断可以确立原发病因在神经系统和结肠者，要通过神经系统检查、钡剂灌肠和内镜检查等来确立。近年来对肛肠功能检查有一些新的进展，包括肌电描记可见到肌肉张力异常，肛门反射潜伏期加长，肛门皮肤反射和直肠膨胀正常反射消失等。肛直肠腔内气囊测压描记可见到压力图异常。

（3）排粪 X 线造影：可见到肛管直肠角消失等，这些检查有助于区分病变病因和制订合适的治疗方法。

## 三、护理措施

### （一）便秘的护理措施

1. 病情观察　密切注意患者排便的情况，粪便的性质、颜色及量，观察有无伴随症状，病情变化随时做好记录。

2. 遵医嘱给予药物治疗　常用口服缓泻药如酚酞、通便灵等。应用缓泻剂应注意药物起作用的时间，避免影响患者的休息。直肠常用药物有甘油灌肠剂、开塞露等。使用时应注意尽量使药液在肠道内保留15 ~ 20分钟，以达到疗效。注意观察用药后的排便情况。

3. 培养定时排便习惯 培养良好的规律生活，定时进餐、定时排便。协助并鼓励患者每日晨起坐盆或蹲10 ~ 20分钟。因晨起后易引起胃、结肠反射，此刻训练排便，易建立条件反射，日久可养成定时排便的好习惯。

4. 合理安排日常饮食 鼓励患者多食用含纤维素高的饮食，纤维素有亲水性，能吸收水分，使食物残渣膨胀，形成润滑凝胶，在肠内易推进、刺激肠蠕动，加快残渣对直肠壁的刺激，激发便意和排便反射。如玉米面、荞麦面、蔬菜、水果等，还可以增加花生油、香油等油脂的摄入。

5. 多饮水 水分可增加肠内容物容积，刺激胃肠蠕动，并能使大便软化。每天至少保证饮水量为1 500 ~ 2 000mL，可喝些淡盐水或蜂蜜水。每天清晨最好空腹饮一杯水，空腹饮水对排便有刺激作用，反射性地引起排便。

6. 进行适当的体育锻炼 适当增加全身运动量，可增加直肠血供及肠蠕动，以利于排便。如保持膝部伸直做收腹抬腿及仰卧起坐动作，并教会患者做提肛收腹运动，或顺肠蠕动的方向做腹部按摩，一日数次。

7. 环境 创造舒适安静的生活环境尽量避免如厕时受外界因素的干扰，保持厕所清洁。

8. 心理护理 加强与患者的交流沟通，仔细聆听患者的诉说，给予患者精神安慰与支持。与患者一起共同寻找便秘的原因，共同制订训练排便计划，消除其心理不安因素，减轻精神压力等。为患者提供舒适安静的休养环境，保证充分休息，增强战胜疾病的信心。

9. 健康指导 向患者及家属解释便秘对人体的危害，预防便秘的重要性及方法。告诉患者及家属不良的生活方式和饮食习惯、运动量不足、滥用药物、精神因素等与便秘的关系。教会患者观察病情、简单处理便秘的方法及使用泻药的原则。

### （二）腹泻的护理措施

1. 控制腹泻，维持水电解质平衡

（1）病情观察：①排便状态及粪便性状：不同原因引起的腹泻，可产生不同的粪便特征。排便次数多且变成暗红色果酱样，提示阿米巴痢疾；腥臭便见于急性出血性坏死性肠炎和直肠癌；米泔水样便见于霍乱。应注意正确记录大便次数、量、形状、颜色、气味等，并及时送检大便标本。②脱水的观察：由于患者食欲不振，摄入不足，腹泻排出大量水分和电解质，造成体内水分不足，引起水电解质紊乱，可能导致休克和心力衰竭。故对腹泻患者应注意观察和估计脱水的程度，每小时要监测出入量情况；同时注意观察患者的神志及生命体征变化，及时给予液体、电解质、营养物质的补充，以满足患者每日需要量，补充额外丧失量，维持血容量，防脱水和循环衰竭发生。

（2）药物治疗原则：腹泻患者，应以病因治疗为重点，遵医嘱给予止泻药，使用止泻药物应注意：①明确病因治疗时，轻度腹泻患者应慎用止泻药，因腹泻有将体内有害物质清除体外的作用。②诊断不明而又不能排除严重疾病时，应慎用止泻药，不能因症状控制而放松观察和治疗。③尽量避免服用可成瘾的药物，必要时短期使用。

（3）用药后观察：①一般止泻药具有收敛作用，其颗粒表面积大，可吸收水分和有毒物质。用药时应注意记录大便次数、性状和量，了解用药后的反应，一旦腹泻控制应立即停药。用药过程中大便颜色变黑属正常现象。②服用吗啡、可待因时，由于它可减少消化液分泌，抑制肠蠕动，从而减慢粪便通过肠道的速度，使大便干燥，久用可成瘾，用药时一定严格按照用药的剂量和用药的次数，腹泻停止应立即停药。③解痉止痛剂如阿托品等，应注意用药反应，如口干、视力模糊等。

2. 减轻肛周刺激，增加舒适感

因粪便中含有酸性及消化酶等刺激性物质，频繁排便可使肛周皮肤受损，引起瘙痒、疼痛、糜烂及感染。应指导和帮助患者排便后用软布清洗肛门。局部可湿热敷，肛周可涂敷抗生素软膏保护肛周皮肤，促进溃疡愈合。

3. 饮食疗法

饮食中脂肪含量不宜过多，过多会造成消化、吸收障碍，增加病变肠道的负担。生冷、多纤维、不易消化等食物大量摄取可造成机械性刺激，促进肠蠕动，故患者应进食清淡、少渣、易消化、营养丰富的高蛋白、高热量、高维生素和矿物质的食物。忌食豆类和乳制品，以防肠胀气。腹泻好转后逐渐增加食量，以利于体力的恢复，维持体重。

4. 健康教育

（1）建立并维持满意的生活方式：生活有规律，注意劳逸结合。功能性腹泻的患者，应使其了解精神因素在疾病发展过程中所起的作用，协助患者合理安排生活与工作，建立和谐、健康的生活方式。

（2）注意饮食卫生：向患者及家属讲明饮食对疾病的治疗与预防的重要性，指导其应注意饮食卫生，如蔬菜水果应清洗干净，生、熟食品应分开加工等。饭前便后应洗手，养成良好的卫生习惯。

（3）讲解止泻药物相关知识：遵医嘱按时服药，不能自行吃药或停药，尤其注意勿滥用止泻药，以免造成便秘和成瘾。

5. 心理护理

保持心态平衡，腹泻可由生理及心理因素造成。精神紧张可刺激自主神经，造成肠蠕动增加及黏液分泌亢进。因此，必须使患者情绪稳定。可通过解释、鼓励和提高患者的认知水平来调节情绪。建立清洁整齐的休养环境，保证患者安静、舒适的休息。

**（三）大便失禁的护理措施**

1. 若无禁忌，保证患者每天摄入 3 000mL 的液体。

2. 如果有粪块嵌塞，给予清除。

3. 如果病情允许，鼓励患者活动锻炼。

4. 提供床旁便器和辅助器具（轮椅、拐杖），或帮助患者如厕。

5. 在肛周涂保护性软膏，减轻皮肤刺激。

6. 建立排便规律

（1）鼓励患者每天在同一时间排便。

（2）早饭后或喝热饮料后，给甘油栓剂并使用手法刺激，每次 10 ~ 15 分钟，直到产生便意。

（3）排便时尽量采取坐姿。

7. 必要时指导患者选择合适的便失禁器具。


# 第五节　睡眠障碍

睡眠和觉醒是人一生中反复交替的两种生理状态，睡眠占据人类生命中大约三分之一的时间，是人类生存的必要条件。它受接近地球自转周期的"昼夜节律（circadian rhythm）"的影响，同时也受人类自身"生物钟（biological clock）"的调控。据世界卫生组织调查，27% 的人有睡眠问题。睡眠障碍是指睡眠的数量、质量或时间发生紊乱。睡眠障碍在一般人群中很常见。根据其定义和研究的人群构成不同，得出的患病率也有很大的不同。有研究显示，超过 30% 的成人主诉失眠，5% 的成人有过多睡眠，大约 15% 的青少年和 14% 的成人存在某种睡眠 – 觉醒障碍。随着年龄的增长，失眠的发生率呈升高趋势，睡眠障碍是老年人常见的症状之一。

## 一、发病原因（图4-7）

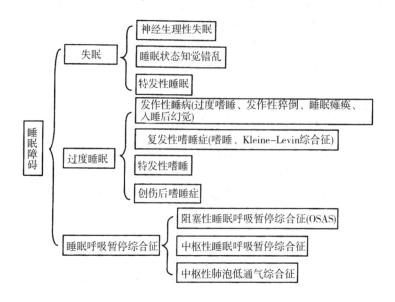

图4-7　常见原因

## 二、辅助检查

睡眠客观的测定和评价是依靠实验室多导睡眠生理记录的检查。整夜连续脑电图、眼动电图和肌电图的综合分析可以准确地确定睡眠的分期。通过测定相应指标如：

1. 与呼吸有关的指标　包括口鼻气流、胸腹呼吸运动、血氧饱和度的无创性测定、鼾声、体位及食管压力。

2. 与心脏功能有关的指标　主要有心电图的连续监测，了解睡眠中的心肌供血及心律失常情况。血压的监测可了解睡眠中血压的变化过程和与呼吸心脏变化的关系，来确诊相关疾病，如发作性睡眠或睡眠呼吸暂停综合征。

## 三、诊断与鉴别诊断（图4-8）

## 四、护理措施

1. 观察并记录患者的睡眠形态、伴随症状及程度。

2. 和患者分析引起睡眠障碍的生理、心理、环境、生活习惯等因素，并讨论去除或减轻这些原因的有效方法。

3. 帮助患者建立良好的睡眠习惯

（1）调整作息时间，合理安排日间活动，午间可安排小睡，晚间能有固定的就寝时间。

（2）改善睡眠环境，减轻声音的干扰，调整适宜的光线与温度，保持卧室的舒适与整洁。

（3）建立有助于入眠的行为，并将其规律化。例如就寝前沐浴、刷牙、上洗手间；睡前短时间的阅读、听音乐，使自己放松等。

（4）改善不良的睡眠习惯。如非睡眠的时间躺床；睡前2小时有过度的饮食与过度的活动；睡前饮用刺激性饮料（咖啡、茶或可乐）等。

（5）睡眠时注意夜间醒后避免强光照射；起床后30分钟内接受日光1小时以上，有利于培养规律的睡眠觉醒节律。

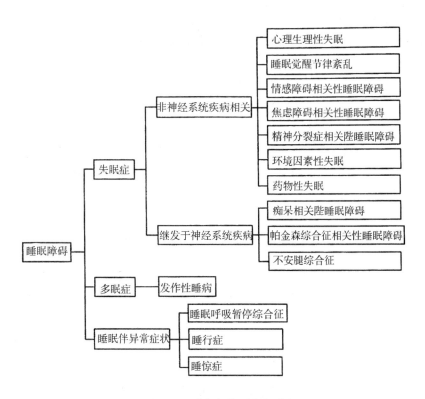

图 4-8 诊断与鉴别诊断流程图

（6）住院患者，则应尽量提供患者平常睡前习惯的环境及条件，减少病房环境与治疗活动对患者睡眠的干扰，并协助患者采取舒适的卧姿。

4．心理护理

（1）护理人员应掌握患者的心理动态，帮助患者认识和发觉自己产生恐惧和忧虑的根源。消除患者睡前精神紧张和不安，保持良好的精神状态，促进睡眠。

（2）关心和体贴患者，耐心倾听主诉，多与患者交流，建立相互信任的关系。

（3）若患者在生活中遇到突发事件，调适困难，可提供个别交谈的机会，适时给予理解并没法解决，或向患者介绍心理咨询医生。

（4）指导患者学习放松技巧，例如渐进性肌肉放松、冥想、自我暗示等，以增加患者放松与舒适感。

（5）鼓励患者积极治疗原发病，增强战胜疾病的信心。

5．用药护理

（1）指导患者遵医嘱合理服药。

（2）观察并记录患者的服药情况及评估药物对睡眠形态的影响。

6．健康教育

（1）睡眠卫生对保持正常和良好的睡眠是非常重要的。睡眠环境、舒适度、安静程度、空气质量、温度及光线等都是睡眠卫生的重要因素。最适合的睡眠环境和消除不良的睡眠习惯对治疗失眠是非常奏效的。不良的睡眠卫生习惯常引起失眠。

（2）使患者了解不规则的起居时间，过多或过少的睡眠，都可以干扰睡眠节律引起失眠。

（3）40岁以后人体随年龄增长会出现一些睡眠生理变化，特别会在45岁之后，出现睡眠的潜伏期延长，睡眠中唤醒次数增加，有时还会出现睡眠呼吸暂停和周期性下肢运动。随年龄增长发生失眠的概率增加。所以，45岁以上的失眠人群应积极采取应对措施，减少白天的小睡，增加室外活动。

（4）咖啡因、尼古丁和乙醇都是与睡眠密切相关的物质。大量饮酒会引起睡眠中出汗和头痛，咖啡因和尼古丁可增加睡眠唤醒的次数，减少总的睡眠时间。因此，忌烟或睡前不吸烟，停止饮用含有咖啡因的饮料，可有效地防治失眠。

（5）及时向患者讲解疾病知识、治疗原则、方法、效果及注意事项。

（6）睡眠过度的患者如果药物不能控制嗜睡症状，则应避免驾车等有一定危险性的活动，以免受伤。

# 第六节　语言障碍

语言（language）是人类特有的复杂而重要的功能，人类每天加工处理大量信息，其中最重要的是语言符号（视觉和听觉符号）信息。语言是通过应用符号达到交流的目的，即符号的运用（表达）和接受（理解）能力。符号包括口头的、书写的（文字）符号，用口头表达的语言叫会话语言，用文字书写的语言叫文字语言。失语症（aphasia）由于大脑受损引起的语言交流能力的丧失或受损，是大脑局部病变导致的后天性或获得性语言障碍。失语症患者在无意识障碍的情况下，对语言交流符号的运用和认识发生障碍，语言表达及理解能力受损或丧失。患者无感觉缺损，能听到声音和看见文字，但不理解言语和文字的意义。患者无口咽部肌肉瘫痪、共济失调，但不能清晰地说话或说出的话不能表达意思，使听者难以理解。构音障碍（dysarthria）是指和发音有关的神经和肌肉的障碍引起发音异常或构音不清，是单纯的言语障碍，构音障碍无听理解障碍，写字、读书没有异常，不属于失语。

## 一、发病原因（图4-9）

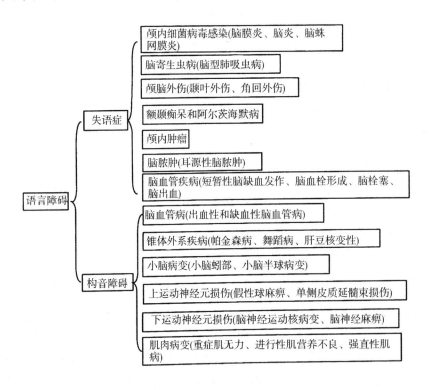

图4-9　常见原因

## 二、辅助检查

头部CT和头部MRI是诊断失语症、构音障碍的重要依据，在确定有语言障碍的基础上，应通过头部CT或头部MRI确定大脑是否有局部病灶。同时应进一步确定是否为言语的功能区，结合失语症的检查进一步区分是哪种失语症及是否有构音障碍。如果为脑血管病所致的失语或构音障碍，则可进一步通过TCD、MRI、CTA及DSA等进一步观察血管的走行、动脉硬化程度和有无狭窄、闭塞、血管畸形及动脉瘤等。

## 三、诊断与鉴别诊断（图4-10，4-11）

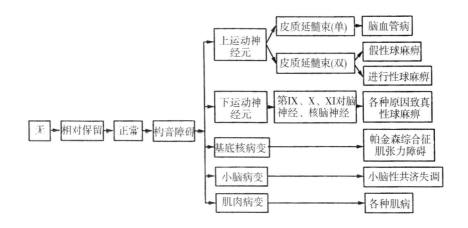

图 4-10　构音障碍诊断与鉴别诊断流程图

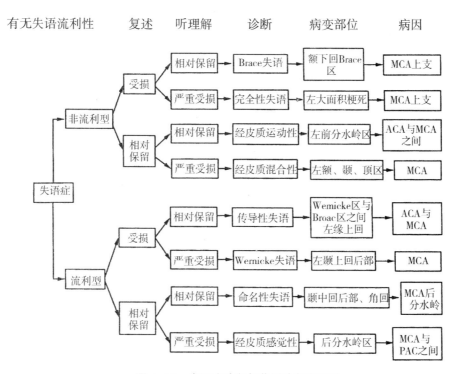

图 4-11　失语症诊断与鉴别诊断流程图

## 四、护理措施

### （一）选择有效的沟通方式，满足患者的生活需要

1. 把信号灯放在患者的手边。
2. 注意观察患者非语言的沟通信息。
3. 与患者交谈时注意减少环境中的干扰因素，如电视、收音机、病室内人员过多等。
4. 提出的问题应直接、简短，一次只问一个问题，使患者能用"点头"或"摇头"来回答问题。
5. 安排熟悉患者情况、能与其有效沟通的医护人员为患者提供连续护理，以减少无效交流。

### （二）在病情平稳后，尽早进行语言训练

1. 鼓励患者多说话。
2. 给患者充足的时间回答问题。

3. 护理人员对患者说话时，应慢且清楚，重复关键词，必要时使用躯体语言。

4. 对于失语症患者，语言功能训练是非常重要的，护理人员应指导患者和家属进行语言功能训练。具体方法如下：

（1）对于完全性运动性失语的患者，即完全不会讲话的患者，应从学发音开始。如让患者发"啊"音，或用嘴吹哨来诱导发音。然后让患者学说常用的、最熟悉的单字如吃、喝、好、不，再教患者讲双音词、短语、短句，最后说长句。训练时说话与视觉刺激结合起来，看图识字或与实物相结合来练习，这样效果较好。

（2）运动性失语的患者讲话费力或讲不清楚，这种患者常常词汇贫乏，只能讲单词或单句。对其进行语言训练比较容易，主要是耐心地教患者学会更多的词汇和锻炼语言肌肉的运用技巧。通过多读（报纸或书）来练习舌的灵活性。

（3）对感觉性失语的患者，可以用视觉逻辑法或手势来训练。视觉逻辑法是让语言与视觉结合，促使语言功能恢复。比如给患者端上饭、放好勺，并告诉患者吃饭。反复刺激，让患者理解。手势法就是训练者用手势与语言结合起来，如说洗脸，同时用毛巾示意抹脸，患者会很快理解而主动接毛巾洗脸。

（4）混合性失语的患者既听不懂，又不会说话。这种患者训练较困难，训练时需将说、视、听结合起来。如让患者洗脸，既要说洗脸，又要指着毛巾和脸盆，并做手势抹脸让患者看，如此反复讲述。

（5）失语症状严重的患者，其语言训练需反复刻苦地练习，患者要有信心，训练者要有耐心。

（6）平时要与患者多面对面地交谈，给患者读书报。跟患者交谈时要慢慢地说，句子要短，内容要简单，让患者有一个听进、理解并做出应答的时间，必要时重复几遍。

（7）练习发音和讲话要从单音开始，由易到难。鼓励患者主动练习，反复练习，持之以恒，就一定能使语言障碍恢复得很好，甚至完全康复。

**（三）心理护理**

护理人员及家属应有耐心对待失语的患者，及时了解患者的心理变化，给予心理支持。心理护理过程中应注意：

1. 当患者进行尝试和获得成功时给予鼓励。

2. 当患者试着与人沟通时要耐心倾听。

3. 尽量避免在患者面前说他不能说话，以免挫伤患者的自尊心。

4. 不要对患者大声说话，除非患者有听力障碍。

5. 当对患者说话时，要站在患者前面，眼光要注视患者。

6. 对患者的挫折感要表示理解。

7. 鼓励患者慢慢说，说话之间可以停顿。

8. 鼓励家属探视，增加患者与家属之间的交流机会。

# 第七节 感觉障碍

感觉是作用于各感受器的各种形式的刺激在人脑中的直接反映。感觉包括躯体感觉和内脏感觉，而躯体感觉包括一般躯体感觉和特殊躯体感觉。躯体感觉障碍可分为主观感觉障碍和客观感觉障碍。外界给予刺激（如针刺），患者出现异常的感觉（如痛觉迟钝），检查者可以由此感知患者的感觉障碍，称为客观感觉障碍。与此相对，如果没有外界给予刺激，患者有异常的感觉（如麻木），称为主观感觉障碍。

## 一、分类（图 4-12）

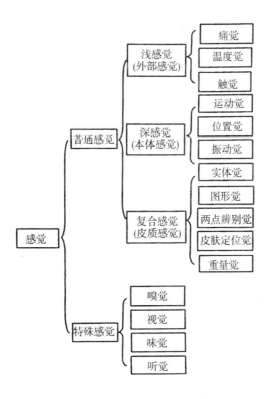

图 4-12 感觉障碍分类

## 二、发病原因（图 4-13）

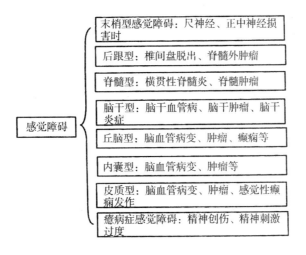

图 4-13 常见原因

## 三、辅助检查

末梢型感觉障碍应选择肌电图、腰穿脑脊液检查，必要时做神经活检。后根型和脊髓型应根据感觉平面选择脊髓 CT 或 MRI、腰穿做脑脊液检查、脊髓椎管造影等。脑干型、丘脑型、内囊型、皮质型等应选择脑 CT 或 MRI、脑电图、脑血管造影等检查。癔症型感觉障碍应从心理方面进行检查。

### 四、护理措施

#### （一）对有刺激性症状的感觉障碍患者的护理

保证患者所处的环境安全，病室内不放置危险物品。避免温度过高或过低；避免锋利物品、强光、高频声音等刺激。可使用眼罩或窗帘遮挡阳光，减少视觉刺激。保持病室安静，限制探视，减少噪声刺激。

#### （二）对有抑制性症状感觉障碍患者的护理

1. 注意患者肢体的保暖。
2. 慎用暖水袋，防止烫伤。使用热水时，指导患者用健侧的手先去试水温。
3. 给患者做知觉训练如用砂纸、毛线等刺激触觉，用冷水、温水刺激温度觉，用针尖刺激痛觉。
4. 用粗布或手刺激患肢，促进其感觉功能恢复，同时教会患者、家属促进感觉恢复的常用方法，如：可使用冷水、热水交替刺激感觉减退的肢体；每日按摩或摩擦患肢，以增加其感觉。

#### （三）感觉障碍患者的生活护理及安全保障

1. 每日用温水擦洗感觉障碍的身体部位，以促进血液循环和感觉恢复。
2. 协助患者翻身，按摩骨突处，以免发生压疮。
3. 保持患者床铺清洁、平整、干燥、无渣屑，防止感觉障碍的身体部分受损伤。
4. 患者卧床时加床档防止坠床。
5. 恢复期患者练习行走时应搀扶患者，并清除活动范围内的障碍物，保持患者活动范围内地面清洁干燥。

#### （四）健康指导

1. 早期在病情允许下，在肢体受限范围内尽早活动，以预防水肿、挛缩等并发症。
2. 让患者必须认识到单靠医生和治疗师不能使受伤的肢体完全恢复功能，患者应积极主动地参与治疗。
3. 指导患者经常做肢体主动活动，包括家属、照顾者在内经常给患者做肢体按摩和被动活动。
4. 周围神经病患者常有感觉丧失，因此失去了对疼痛的保护机制。无感觉区容易发生灼伤、外伤。一旦发生了创伤，较难愈合。必须教育患者不要用无感觉的部位去接触危险物体，如运转中的机器、搬运重物。烧饭、煮水时易被烫伤，吸烟时烟头也会无意识地烧伤无感觉区。对有感觉丧失的手、手指，应经常保持清洁，戴手套保护。若坐骨神经或腓总神经损伤，应保护足底，特别是在穿鞋时，要防止足的磨损。
5. 无感觉区也容易发生压迫溃疡，在夹板或石膏内应注意皮肤是否发红或破损，若出现石膏、夹板的松脱、碎裂，应立即就诊。

## 第八节　认知障碍

认知功能障碍（cognitive impairment）包括痴呆和精神发育迟滞（mental retardation）。痴呆（dementia）是指由各种原因致脑损伤而产生的后天获得性认知功能障碍的一组综合征，痴呆包括记忆、定向力、计算、读写、学习、理解、判断等功能障碍。痴呆应理解为持续性智能损害，至少持续几个月以上，有别于常见的急性脑外伤、代谢障碍和中毒疾病引起的短期的智能损害和意识错乱。精神发育迟滞（MR），也称为智力落后或精神发育不全，是小儿常见的一种发育障碍。智力低下主要表现在社会适应能力、学习能力和生活自理能力低下，其言语、注意、记忆、理解、洞察、抽象思维、想象、心理活动能力等都明显落后于同龄儿童。智力低下是诊断的根据。

## 一、发病原因（图 4-14）

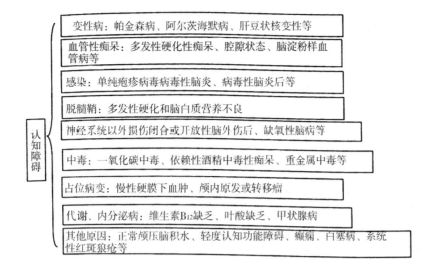

认知障碍

- 变性病：帕金森病、阿尔茨海默病、肝豆状核变性等
- 血管性痴呆：多发性硬化性痴呆、腔隙状态、脑淀粉样血管病等
- 感染：单纯疱疹病毒病毒性脑炎、病毒性脑炎后等
- 脱髓鞘：多发性硬化和脑白质营养不良
- 神经系统以外损伤闭合或开放性脑外伤后、缺氧性脑病等
- 中毒：一氧化碳中毒、依赖性酒精中毒性痴呆、重金属中毒等
- 占位病变：慢性硬膜下血肿、颅内原发或转移瘤
- 代谢、内分泌病：维生素$B_{12}$缺乏、叶酸缺乏、甲状腺病
- 其他原因：正常颅压脑积水、轻度认知功能障碍、癫痫、白塞病、系统性红斑狼疮等

图 4-14　常见原因

## 二、辅助检查

头部 CT 和头部 MRI 是诊断各种痴呆的重要依据。通过简单临床精神状态初筛和智能测试认定有痴呆的基础上，通过头部 CT 和头 MRI 检查进一步观察是否有脑萎缩或局灶病变，如有脑萎缩，应观察是大脑萎缩还是脑干或小脑萎缩；如有大脑萎缩，则应进一步观察是全部萎缩还是局部萎缩。如 AD 应是大脑的全面萎缩，而 Pick 病则应是局限性脑叶萎缩，如为血管性痴呆则应有相应的局灶病变。

## 三、诊断与鉴别诊断（图 4-15）

## 四、护理措施

1. 在患者衣袋中放记有本人姓名、年龄、性别、家庭住址、配偶、子女姓名和电话号码的卡片，以便走失后获得救助联系。

2. 由于记忆障碍，往往刚吃完饭就忘了，以致饮食过度，因此要合理安排进食时间、定时定量。饭菜要有足够的营养，荤素搭配。多选择易咀嚼、易吞咽、易消化的食品。多食豆制品、豆类、水果、果壳类（核桃、杏仁、花生、栗子等）、菌类食物（香菇、银耳、黑木耳等）。

3. 患者后期出现失语，失去与人交流能力，从而加重痴呆的发展，故应及早进行语言训练。训练从简单到复杂，可跟着数数，说单字，再说短句、长句，以防止或减慢病情的发展。

4. 鼓励患者做力所能及的日常活动，减缓病情进展，如洗脸、刷牙、穿衣、扫地等。

5. 做好生活护理，严防意外。

# 第九节　呼吸困难

呼吸困难是指患者感到空气不足或呼吸急促，并表现为呼吸费力。通过旁人观察判断呈现的呼吸困难状态，也称呼吸困难。

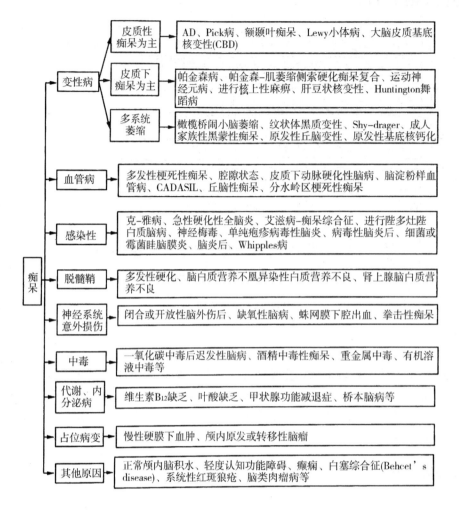

图 4-15　诊断与鉴别诊断流程图

## 一、发病原因（图 4-16）

## 二、辅助检查

1. 血常规：感染引起的呼吸困难可有白细胞升高。
2. 嗜酸性粒细胞增高：可能为过敏反应性引起的呼吸困难。
3. 动脉血气分析：呼吸困难时氧分压及二氧化碳分压异常。
4. 血糖异常升高或降低，也会出现呼吸困难等症状。
5. 胸部 X 线检查、心电图、心肺功能等检查有利于病因的协助诊断。

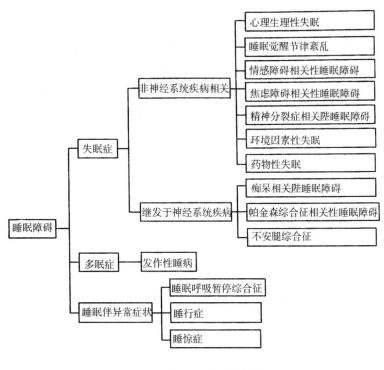

图4-16 常见原因

## 三、护理措施

### （一）减轻呼吸困难

1. 维持呼吸道通畅：指导患者正确地咳痰。痰液黏稠而无力咳出者，应给予祛痰药物、湿化气道、雾化吸入、拍背等措施协助患者排痰。必要时经口、鼻吸痰。对气管插管或气管切开的患者应定时吸痰。

2. 调整体位：患者取坐位或半卧位，抬高床头，利用枕头、被褥使身体前倾，以维持舒适，减轻疲劳。自发性气胸患者取健侧卧位，大量胸腔积液应患侧卧位。

3. 安静休息：帮助患者尽量减少活动和不必要的谈话，减少其耗氧量，继而减轻缺氧对心、肺、肾功能的损害。

4. 卧床患者应脱去紧身衣物及避免盖厚重被盖，以减轻胸部压迫。

5. 给氧：根据动脉血气分析结果调整氧气的用量，明确呼吸衰竭的类型。Ⅰ型呼吸衰竭的患者应高流量吸氧。Ⅱ型呼吸衰竭的患者，则持续低流量吸氧，必要时用呼吸机给氧治疗。心源性呼吸困难可酒精湿化给氧。

### （二）药物治疗及观察要点

1. β-肾上腺素受体兴奋类药 这类药物作用是气管平滑肌舒张，对心脏有兴奋作用，可使心脏收缩加强，心肌耗氧增加。应用时应观察有无心悸、心率加快、心律失常甚至心跳停止。但这类药物的主要不良反应是肌肉震颤，轻者感到四肢、面、颈部的不适，严重者可影响患者的生活及工作。

2. 茶碱类 是临床常用的平喘药，如氨茶碱对气道平滑肌有较强的松弛作用，但其不良反应和刺激性较大。静脉给药时应用生理盐水稀释并缓慢滴注，同时注意观察心律、心率、血压、神志情况，定期检测血中氨茶碱的浓度，及早发现中毒症状。氨茶碱为强碱性药物，不宜与酸性药物如维生素C、间羟胺及洛贝林合用，以免发生沉淀，也不宜与麻黄碱或其他拟肾上腺药合用，避免增加氨茶碱的毒性作用。

3. 对呼吸有抑制的药物 如吗啡禁用；地西泮类镇静药应慎用。

**（三）恢复自理能力的护理**

1. 呼吸锻炼

（1）教会患者放松技巧，减轻焦虑，减缓肌肉的紧张程度，改善呼吸形态。

（2）指导患者缓慢深呼吸。

（3）指导患者掌握缩唇呼吸、腹式呼吸。每日坚持 1 ~ 2 次，每次 5 ~ 10 分钟。

2. 适当的活动　可根据患者的病情及体力情况制订切实可行的活动计划并逐步实施。如可从床上做呼吸操开始，以后可床旁活动、床边活动、散步、上楼梯，逐渐增加活动量。

**（四）心理护理**

呼吸困难既是客观体征又是主观感觉，它与心理反应之间是相互作用、相互影响的关系。呼吸困难的心理反应受个性、人群关系、情绪等因素影响。一般可导致患者表情痛苦、紧张、疲劳感和失眠，严重时会有恐惧、惊慌、濒死感。慢性呼吸困难患者自觉预后严重，加之家庭因素等也可出现悲观、失望和厌世。故指导患者及家属正确对待，使其保持愉快的心情，呼吸困难时限制探视，减少谈话，避免劳累。安慰和鼓励患者，使其情绪稳定，精神放松，指导患者正确呼吸，转移注意力可减轻呼吸困难的程度。

**（五）健康指导**

1. 避免过敏原的接触。注意个人卫生，预防感染。

2. 指导患者正确服药，介绍药物的不良反应，尤其是气雾剂的使用方法、剂量等。

3. 禁烟、禁酒，减少有害物质对呼吸道的刺激。

4. 环境与饮食的指导　给予安静的环境以及室内适当的温湿度。保持空气新鲜，限制探视。进食易消化、不易发酵的食物，以预防便秘及腹部胀气，控制体重的增长。心源性呼吸困难的患者应严格记录出入量，避免加重心脏负担。

微信扫码
◆ 临床科研
◆ 医学前沿
◆ 临床资讯
◆ 临床笔记

## 第五章

# 骨科疾病护理

## 第一节　前臂骨折

前臂骨骼由尺桡两骨组成，尺骨上端为构成肘关节的重要组成部分，桡骨下端为构成腕关节的重要组成部分，根据骨折部位不同可分为桡骨干骨折、尺骨干骨折、尺桡骨干双骨折、孟氏骨折和盖氏骨折等。直接暴力和间接暴力均可造成骨折，按骨折的稳定性分为稳定型骨折和不稳定型骨折。伤后前臂肿胀、疼痛，活动受限，可出现成角畸形，被动活动时疼痛加剧。前臂局部有压痛，骨折有移位时，可触及骨折端，并可扪及骨擦感和骨折处的异常活动。绞扎扭伤软组织损伤常很严重，常有皮肤挫裂、撕脱，肌肉、肌腱常有断裂，也易于合并神经、血管损伤。

对于无移位的骨折，闭合复位多能成功，采用小夹板或石膏夹板外固定即可，但应注意复查骨折是否发生移位。如整复后骨折不稳定，则行经皮穿针内固定；对少数闭合复位失败、开放性骨折或合并血管神经损伤，则宜行切开复位内固定。

专科护理：

1. 病情观察　主要警惕前臂骨筋膜室综合征的发生，尺骨、桡骨骨干双骨折损伤范围较大，前臂高度肿胀或外固定过紧时，可以引起前臂骨筋膜室综合征。应严密观察患肢疼痛与肿胀的程度，手指的颜色、皮温、感觉及运动的变化，有无患肢的被动牵拉痛，如患者出现剧烈疼痛、皮肤苍白或发绀、肌肉麻痹、感觉异常和桡动脉搏动减弱或消失等症状，应立即拆除一切外固定，及时报告医生予以处理。

2. 体位护理　站立或坐位时肘关节屈曲90°，前臂旋前中立位，绷带或三角巾悬挂胸前。卧床时适当抬高患肢，可伸直肘关节，患肢垫枕与躯干平行，在不影响治疗的前提下保持舒适度，以促进静脉回流，减轻肿胀。

3. 功能锻炼

（1）第一阶段：复位固定后1～2周。于复位固定后即可开始，练习上臂、前臂肌肉的收缩活动，用力握拳，充分屈伸拇指、对指、对掌；站立时前臂用三角巾悬吊于胸前，做肩前、后、左、右摆动及水平方向的绕圈运动；第4天开始用健肢帮助患肢做肩前上举、侧上举及后伸动作；第7天增加患肢肩部主动屈伸、内收、外展运动及手指的抗阻练习，可以捏橡皮泥、拉橡皮筋或弹簧等。每个动作重复10次，每日3～4次。

（2）第二阶段：复位固定2周后至去除外固定前。除继续前期锻炼外，开始进行肩、肘、腕各关节活动，用橡皮筋带做阻力，做肩前屈、后伸、外展、内收运动，肘关节屈伸、腕关节背伸活动，每个动作重复10次，每日3～4次，频率和范围可逐渐增加，以患者能够承受为度，但禁忌做前臂旋转活动。4周后增作用手推墙的动作，增加两骨折端之间的纵向挤压力，每日10～20次。

（3）第三阶段：外固定除去后。继续前期锻炼并用橡皮筋做抗阻力的肩前伸、后伸、外展、内收运动，阻力置于肘以上部位；逐步增加前臂旋前、旋后的主动、被动练习；腕关节屈伸运动，可采用两手掌相对指尖向上或手掌放于桌面健手压于患手之上练习腕背伸，两手背相对指尖向下练习腕掌屈；手指的抗阻练习，可以捏握力器、拉橡皮筋等；每个动作重复10次，每日3～4次。此外，还可增加如捏橡皮泥、玩积木、洗漱、进餐、穿脱衣服、上厕所、沐浴等练习，以训练患肢灵活性和协调性。

4. 常见护理问题

（1）骨筋膜室综合征：为前臂损伤患者的早期严重并发症，应严密观察患肢疼痛与肿胀程度，手指的颜色、皮温、感觉及运动的变化，有无患指的被动牵拉痛，警惕前臂的骨筋膜室综合征。如出现剧烈疼痛，一般止痛剂不能缓解，苍白或发绀，肌肉麻痹，感觉异常和无脉等症状，应立即拆除一切外固定，即使有可能使复位的骨折再移位也应如此，以免出现更严重的并发症——前臂缺血性肌挛缩，使病情不可逆转，并及时报告医生进一步处理。

（2）腕关节强直：向患者解释功能锻炼的意义，参照本节功能锻炼方法，指导患者进行正确的功能锻炼。

5. 出院指导

（1）保持好患肢体位和固定，确保骨伤顺利康复。

（2）强调功能锻炼的意义：前臂具有旋转功能，骨折后会造成手的协调性及灵活性丧失，给生活带来不便，患者易产生焦虑和烦躁情绪。应向患者解释，强调功能锻炼对功能恢复的重大影响，以调动患者的主观能动性，主动参与治疗和护理的活动。

（3）按本节上述锻炼计划进行功能锻炼，最大限度地恢复患肢功能，重点防止腕关节强直的发生。功能锻炼的时间要比骨折愈合的时间长，使患者有充分的思想准备，做到持之以恒。

# 第二节　肘部损伤

肘关节是仅有一个关节腔的关节，具有两种不同的功能，旋前、旋后运动发生在上尺桡关节；屈曲和伸直发生在肱桡和肱尺关节。肘关节有三个显而易见的标志，它们是尺骨的鹰嘴突、肱骨内上髁和外上髁。肘关节周围有肱动脉、肱静脉及正中神经、桡神经、尺神经通过，故骨折时易于受到损伤。常见的肘部损伤有肱骨髁上骨折、肱骨外髁骨折、肱骨内上髁骨折、肱骨髁间骨折、尺骨鹰嘴骨折、肘关节脱位等。肘部损伤后临床表现为疼痛，肿胀明显，皮下青紫瘀斑，肘关节呈畸形、活动受限，轻微活动肘部即有明显骨擦感，严重者可出现多处张力性水疱，如合并血管神经损伤可出现相应临床表现。

肘部损伤的主要治疗方法包括保守疗法即手法整复外固定、骨牵引；手术疗法即切开复位或微创复位内固定。

专科护理：

1. 病情观察

（1）警惕血管神经损伤

①受伤后，注意观察患肢远端桡动脉搏动、腕和手指的感觉、活动、温度、颜色。如出现皮肤发绀，甚至苍白、温度变低、肢体发凉、桡动脉搏动减弱或消失，此时应立即报告医生及时处理。

②肢体发生剧烈疼痛，皮肤感觉很快减退或消失时，肌肉易发生瘫痪，应特别注意。有时需注意，虽在远端可触及动脉搏动但并不能排除动脉损伤，一定要与健侧对比。如发现异常情况，应及时处理。

③注意手部及手指的皮肤感觉和运动情况：如出现手背桡侧或尺侧皮肤感觉减退、麻木，手指活动受限等异常情况，请及时告知医生，以免延误治疗。

（2）警惕前臂缺血性肌挛缩：当患肢出现以下症状或异常感觉时，一定及时妥善处理，避免造成不可逆转的严重后果。①疼痛呈进行性加重，常较剧烈。②前臂皮肤红肿，压痛严重，张力大，手指苍白、发绀和发凉。③感觉异常。④桡动脉搏动细弱或消失。⑤手指常处于半屈曲状，有被动牵拉痛，即被动伸指时前臂疼痛加重。

2. 体位护理　行长臂石膏托固定后，平卧时患肢垫枕与躯干平行，离床活动时，用吊带或三角巾悬吊前臂于胸前。行尺骨鹰嘴持续骨牵引治疗时，应取平卧位，患侧上臂稍离床面，以保持牵引的有效性。

（1）肱骨髁上骨折：①无移位骨折：站立位时，患肢屈肘90°位，颈腕带悬吊。②有移位骨折：手法复位外固定后，伸直型骨折肘关节屈曲约90°位，屈曲型骨折肘关节屈曲约40°～60°位，悬吊前臂于胸前；经皮穿针内固定术后，石膏托固定，屈肘90°位，颈腕带悬吊。

（2）肱骨外髁及尺骨鹰嘴骨折体位应保持在屈肘90°位前臂旋后位（掌心向上）。

（3）肱骨内上髁骨折、肱骨髁间骨折等体位保持在90°位，前臂中立位或旋前位（掌心向下）。

（4）脱位：①肘关节后脱位：复位后用长臂石膏托固定肘关节屈曲90°位，三角巾悬吊2～3周。②肘关节前脱位：复位后肘关节屈曲45°位，石膏托固定，三角巾悬吊2～3周。③陈旧性肘关节脱位：牵引加手法复位后，石膏托固定肘关节屈曲90°位，三角巾悬吊。

3. 功能锻炼

（1）第一阶段：损伤复位外固定期内。初期骨折及整复固定或手术当天麻醉消失后即可进行肩关节旋转、耸肩、腕关节屈伸及手部的抓空握拳等增力活动，同时，用力做关节不动的静力肌收缩，静力肌收缩每次需坚持到15秒以上或感觉疲劳，然后放松，如此反复练习，每小时锻炼3～5分钟。进行肩关节旋转运动时，先用健肢手托扶患肢肘部，顺应患肢肩关节做旋转活动。进行耸肩、腕关节屈伸及手部的功能锻炼时，健肢可与患肢同时进行锻炼。可根据个人承受能力每个动作重复10～20次，每天练习3～4次。

（2）第二阶段：外固定去除以后，开始做肘关节主动屈伸练习，可用健手托扶患肘，鼓励患者主动尽力屈伸肘关节，活动度由小到大，感觉疲劳可适当休息后继续练习。如患者主动锻炼困难，应帮助或指导陪护者协助患者进行被动锻炼：一手妥善托扶固定患肘，一手握住患肢腕部，缓和用力屈伸患肘，尽量屈伸到患者所能承受的最大角度，禁止暴力被动屈伸活动，避免骨化性肌炎的发生。每次活动20次，每日3～4次，以患者能够承受为度。

（3）10岁以下小儿，功能锻炼时应有家人陪同，家人需了解功能锻炼的意义及方法，以协助和指导患儿在出院后进行功能锻炼。

（4）各种类型的骨折锻炼方法有不同的要求，应遵从医嘱。

4. 常见护理问题

（1）骨化性肌炎：肘关节周围是骨化性肌炎的好发部位，是肘部损伤的严重并发症之一，在肘部损伤中发生率约为3%。因此功能锻炼过程中应注意严格按医嘱进行功能锻炼，避免粗暴的被动屈伸、牵拉及按摩组织损伤部位。骨化性肌炎发生后，在初期要适当制动，在无痛情况下主动练习关节活动，必要时行手术和放射治疗。

（2）肘内翻畸形：肱骨髁上骨折是该并发症常见的原因，其临床表现为儿童时期肘关节无明显症状，外观较差；青少年时期亦很少发生疼痛，当关节逐渐发生退行性改变，疼痛逐渐加重。其预防措施主要是维持好整复或手术后固定位置，即石膏夹或铁丝托外固定，屈肘90°，前臂中立位。

（3）迟发性尺神经炎：当感觉手的尺侧麻木不适、疼痛，手指做精细动作不灵便时，应及时就诊，以便得到及时治疗，治疗越早，恢复的也越快越完全。

5. 出院指导

（1）保持休息与活动时的体位要求，注意维持外固定位置，未经医生允许切勿私自松动去除外固定物，避免并发症及不利于骨折愈合的情况发生。

（2）继续加强功能锻炼，具体办法可参照住院期间功能锻炼指导。患儿应由家长督促按锻炼计划进行功能锻炼，最大限度地恢复患肢功能。

# 第三节　肱骨干骨折

肱骨干骨折一般系指肱骨外科颈以下1～2cm至肱骨髁上2cm之间的骨折。根据骨折部位不同，可分为上1/3骨折、中1/3骨折和下1/3骨折。肱骨干骨折后出现局部疼痛，肿胀明显，上臂有短缩或成角畸形，活动功能丧失。查体：局部压痛，移动患肢和手法检查时可闻及骨擦音。肱骨中、下1/3骨折常易合并桡神经损伤，出现垂腕畸形，掌指关节不能伸直，拇指不能外展，手背一、二掌间（虎口区）皮肤感觉减退或消失。此外肱骨干骨折有时也伤及由上臂经过的肱动脉、肱静脉、正中神经和尺神经。

肱骨干骨折主要治疗方法包括保守疗法即手法整复外固定；手术疗法即切开复位或微创复位内固定。

1. 病情观察

（1）警惕神经损伤：如患肢出现垂腕畸形，伸拇及伸掌指关节功能障碍，手背桡侧感觉减退或消失，则提示伴有桡神经损伤，应及时报告医生给予处理。

（2）警惕血管损伤：严密观察骨折局部情况及患肢桡动脉搏动、手指活动、毛细血管反应、皮肤感觉等情况，特别是肱骨中、下 1/3 骨折尤应注意。使用夹板或石膏固定后，外固定松紧度应适宜，如出现肢体末端高度肿胀、指端发绀发凉、疼痛剧烈等，应及时报告医生给予处理，防止血液循环障碍导致局部坏死。

（3）警惕感染：术后注意观察伤口渗血情况，针孔或刀口保持清洁干燥，除严格无菌操作和及时合理应用抗生素外还应保持床单位及个人卫生。合理饮食调配以增强机体抵抗力，预防针孔或刀口感染。

（4）警惕压迫性溃疡：如石膏或夹板内出现剧烈疼痛或跳痛、针刺样痛，应考虑局部受压过度，及时报告医生早期处理，防止发生压迫性溃疡。

2. 体位护理　"U"形石膏托或夹板固定后平卧位时，患侧肢体用枕垫起与躯干同高，保持患肢曲肘 90°，前臂中立位，掌心贴腹放置，以保证复位后的骨折断端不移位。内固定术后使用外展架固定者，以半卧位为宜；平卧位时，可于患肢下垫一软枕，使之与躯体平行，以减轻肿胀；坐位或站立、行走时将前臂用颈腕带或三角巾悬吊于胸前；严重肿胀者卧床时用垫枕抬高患肢高于心脏水平，以利于肿胀消退。

3. 功能锻炼

（1）第一阶段：1～2周。复位固定后及手术麻醉消退即开始练习耸肩、握拳及腕关节活动，握拳时要用力伸握，并做上臂肌肉的主动舒缩练习，保持正常肌肉紧张，每小时练习 3～5 分钟，练习强度和频率以不感到疼痛和疲劳为度，禁止做上臂旋转活动。

（2）第二阶段：3～4周后。开始练习肩、肘关节活动：健侧手握住患侧腕部，使患肢向前伸展再屈肘后伸上臂及耸肩等动作，每日 3～4 次，每次 5～10 下，活动范围、频率应逐渐增大。

（3）第三阶段：5～6周。①继续中期的功能锻炼。②局部软组织已恢复正常，肌肉坚强有力，骨痂接近成熟，骨折断端已相当稳定。此期可根据骨折愈合情况，因人而异，扩大活动范围由小到大，次数由少到多。③双臂上举：两手置于胸前，十指相扣，掌心向外，先屈肘 90°，用健肢带动患肢伸直肘关节，双上臂同时上举，再慢慢放回原处，如此反复，每天 3～4 次，每次 10 下。④旋转肩关节：身体向患侧倾斜，屈肘 90°，使上臂与地面垂直，以健侧手握患侧腕部做肩关节旋转动作（即画圆圈动作）。

（4）第四阶段：6～8周。在前期锻炼的基础上进行以下锻炼：①举臂摸头（肩外展外旋运动）：上臂外展、外旋，用手摸自己的头枕部。②反臂摸腰：患肢上臂外展、内旋、屈肘、后伸，用手指背侧触摸腰部。③大小云手：左上肢屈肘，前臂置于胸前，掌心向下：右侧上肢伸直，外展于体侧，掌心向下，双上肢向外上方经外下方再向内划弧圈，还至原处，如此循环往复。此方可使肩、肘、腰、腿、颈部均得到锻炼，并配合药物熏洗、按摩、使肩、肘关节活动功能早日恢复。每日早晚各 1 次，每次 5～10 分钟。

4. 出院指导

（1）保持休息与活动时的体位要求。

（2）继续进行功能锻炼，骨折 4 周内，严禁做上臂旋转活动，外固定解除后，逐步达到生活自理。

（3）伴有桡神经损伤者，遵医嘱口服营养神经药物并配合理疗 1～2 个月。

# 第四节　肩部损伤

肩部周围损伤包括肩胛骨骨折、锁骨骨折、肱骨上端骨骺分离、肱骨外科颈及大结节撕脱骨折等。肩部损伤后局部疼痛、肿胀，肩关节活动障碍，息肩不能抬举，活动时疼痛加重，患者常用健手扶托患肢前臂，头倾向患侧以缓解疼痛症状。严重肩胛骨骨折时，深呼吸会引起肩背部疼痛，因血肿的血液渗入肩袖旋转肌群的肌腹，可引起肌肉痉挛和疼痛，待出血吸收后疼痛减轻，肩部运动逐渐恢复。其中，肱骨上端骨骺分离的表现，取决于患儿伤后骨折严重程度，肩关节避痛性活动受限，一些大龄儿童的稳定型骨骺分离或青枝骨折可能仅有疼痛和轻压痛，甚至可有一定范围的主动活动；肱骨外科颈及大结节撕脱骨折上臂内侧可见瘀斑，合并肩关节脱位者，会同时出现方肩畸形，有时合并血管、神经损伤。

肩部损伤的主要治疗方法包括保守疗法即手法整复外固定；手术疗法即切开复位或微创复位内固定。

专科护理：

1. 病情观察

（1）警惕血管神经损伤：严密观察损伤局部情况及患肢桡动脉搏动、手指活动、远端毛细血管反应、皮肤颜色及感觉等情况。应注意观察腋窝肿胀是否明显，如出现肢体肿胀非常明显、皮温下降、肤色苍白、桡动脉搏动弱，必须立即报告医生，以便及时处理。开放性骨折应注意观察伤口渗血情况，如有大量持续渗血应及时报告医生。

（2）警惕骨折合并其他并发症：肩部骨折除导致肩部一处或多处骨折外，还可能伴有脊柱骨折脱位、肋骨骨折。在患者入院初期应严密观察是否有胸闷、憋气等异常情况出现，如发现有上述异常情况出现，应立即报告医生，以利早期诊断治疗。

2. 体位护理

（1）肩部损伤在行手法整复或术后（包括切开复位内固定术和手法复位经皮穿针内固定术）：卧硬垫床，取半卧位或平卧位，禁忌患侧侧卧，以防外固定松动。卧位时可将肩部或患肢上臂适当垫高，屈肘90°，掌心贴腹放置或用三角巾悬吊置于胸前；站立位时，可将上臂略前屈、外展，腋下垫大棉垫，悬吊于胸前。

（2）锁骨骨折"8"字绷带或锁骨带固定后，平卧时不用枕头，应在两肩胛间垫窄枕，保持两肩后伸外展。

（3）肱骨外科颈骨折患者卧床时可抬高床头30°～45°或取平卧位，在患侧上肢下垫一软枕使之与躯干平行放置，避免前屈或后伸。

（4）注意维持患肢固定的位置：外展型骨折固定于内收位，内收型骨折固定于外展位，防止已复位的骨折再移位。外展架固定的正确位置是肩关节外展70°，前屈30°，屈肘90°，随时予以保持。

3. 功能锻炼

（1）全身锻炼：肩部损伤患者除特殊病情需要卧床治疗者，需要进行全身锻炼时，能下地活动者，均以局部锻炼为主。

（2）局部锻炼

①第一阶段：初期骨折整复固定以及术后复位固定的次日，即可开始练习用力握拳和放开的"抓空增力"活动。接近关节端的骨折，可在健手扶持下做一定范围的肘、腕及手部关节屈伸活动。此期主要动作是：肌肉紧张收缩锻炼，每次每个动作需坚持到15秒以上或感觉疲劳，然后放松，如此反复练习，每小时锻炼3～5分钟。锁骨骨折、肩锁关节脱位及肩胛骨骨折患者，术后3天可做肩关节屈伸运动，以健侧手扶持患侧前臂，逐步行肩关节活动，根据患者耐受程度，前屈可达90°，后伸20°。1周后，可逐步从事一般性以患手为主的自理活动，如书写、拿取食物、翻书阅读等，注意避免其他负重活动。肱骨大结节、肱骨上端骨骺分离及肱骨外科颈骨折，此期应禁止肩关节外展和外旋活动。

②第二阶段：一般X线检查骨折端有骨小梁通过或有外骨痂形成时，逐步增加三角肌及肩袖肌力。方法为从等长收缩到抗阻力锻炼，循序渐进。方法有：站立位前屈上举、增加内外旋范围锻炼、上肢外展、外旋锻炼。

③第三阶段：解除外固定后，全面练习肩关节的活动，徒手练习以下动作：①肩关节的环转运动（画圆圈）：患者弯腰90°，患肢自然下垂，以肩为顶点做圆锥体旋转运动，顺时针和逆时针在水平面上画圆圈，开始范围小，逐渐扩大划圈范围。②肩内旋运动：将患侧手置于背后，用健侧手托扶患侧手去触摸健侧肩胛骨。肩关节的内旋活动较难恢复，锻炼时难度大，应克服困难坚持锻炼。③肩内收运动：患侧手横过面部去触摸健侧耳朵。④做手指爬墙动作练习肩外展、上举运动：患者面对或侧身对墙而立，患手摸墙交替上爬直到肩关节上举完全正常。⑤用健肢扶托患肩做上举、外展运动。

（3）主动锻炼前先热敷肩关节20分钟，可促进局部血液循环，减轻锻炼时疼痛。每次的活动范围，以僵硬终点为起始处,而非终点。第一、第二阶段每个锻炼动作应重复10次以上,每天练习3～4次。

（4）各种类型的骨折不同治疗方法有不同的功能锻炼要求,应结合医生的要求具体指导患者做好功能锻炼。

4. 常见护理问题与并发症

（1）潜在并发症:臂丛神经和腋部血管损伤。

①行"8"字绷带外固定时,腋窝部所垫的棉花或其他柔软衬物必须足够多,并有良好的弹性。

②绷带固定松紧适宜,固定后注意观察双手感觉、肌力和肢端血运。观察内容包括:①注意腋窝肿胀情况,如发现肿胀明显,必须及时处理。②注意肢体皮温、肤色、桡动脉搏动情况,如有异常应及时报告医生,以利早期处理。

（2）潜在并发症:肩关节功能障碍。

多发生于肱骨外科颈骨折后,早期合理的功能锻炼是避免肩关节功能障碍的有效途径。具体方法除参照本节局部功能锻炼之相关部分外,还应注意如下几点:

①老年患者更要积极进行适当的练功活动。

②初期先松握拳,屈伸肘、腕关节、舒缩上肢肌肉等活动。

③在2～3周内,外展型骨折应限制肩关节的外展活动,内收型骨折及骨折合并肩关节脱位的患者则应限制肩关节做内收活动。3周后则应练习肩关节做各方向活动,但活动范围应循序渐进,每日练习十余次。

④解除夹板固定后,配合中药熏洗,可促进肩关节功能恢复。

5. 出院指导

（1）除必要的休息外,不提倡卧床,应尽可能离床活动。

（2）注意维护患肢固定的位置,观察患肢手指的血运。如外固定松动、手的颜色改变,应及时到医院检查,以便予以调整和处理。绝不能在拆除固定后将患肢长期下垂和用前臂吊带悬挂于胸前,否则将导致肩关节外展、上举活动障碍,并且长时间难以恢复。

（3）继续坚持功能锻炼:指导并督促患者在日常生活中多尽可能使用患肢,发挥患肢功能,要求患者用患肢端碗、夹菜、刷牙、系腰带等,逐步达到生活自理。

# 第六章

# 妇产科疾病护理

## 第一节 自然流产

妊娠不足 28 周，胎儿体重不足 1 000g 而终止者称为流产（abortion）。妊娠 12 周末前终止者称为早期流产，妊娠 13 周至不足 28 周终止者称为晚期流产。流产分为自然流产和人工流产。自然因素所致的流产称为自然流产（spontaneous abortion），应用药物或手术等人为因素终止妊娠者称为人工流产（artificial abortion）。自然流产的发生率占全部妊娠的 31%，其中早期流产占 80% 以上。本节仅阐述自然流产。

### 一、病因

导致流产的原因很多，主要有以下几个方面：

1. 胚胎因素　胚胎染色体异常是自然流产的最常见原因。在早期自然流产中有 50% ~ 60% 的妊娠产物存在染色体异常。夫妇任何一方有染色体异常均可传至子代，导致流产或反复流产。染色体异常包括数目异常和结构异常。

（1）染色体数目异常：如三体、X 单体、三倍体、四倍体等，其中以三体最常见，其次是 X 单体。

（2）染色体结构异常：如染色体易位、断裂、缺失等。染色体异常的胚胎多发生流产，很少继续发育成胎儿。若发生流产，排出物多为空囊或为已经退化的胚胎。即使少数存活，生后可能为畸形胎儿或有代谢及功能缺陷。

2. 母体因素

（1）全身性疾病：严重感染、高热可刺激子宫收缩引发流产；某些细菌和病毒毒素经胎盘进入胎儿血液循环，导致胎儿感染、死亡而发生流产；孕妇患心衰、严重贫血、高血压、慢性肾炎等疾病，均可影响胎盘循环而致胎儿缺氧，发生流产。

（2）生殖器官异常：先天性子宫畸形如双子宫、单角子宫、子宫纵隔等，子宫黏膜下肌瘤、较大的壁间肌瘤及宫腔粘连均可影响胚胎组织着床发育而导致流产。宫颈裂伤、宫颈内口松弛等机能不全也可导致胎膜破裂发生晚期自然流产。

（3）免疫功能异常：母体对胚胎的免疫耐受是胎儿在母体内生存的基础。母体妊娠后母儿双方免疫不适应，可胚胎或胎儿受到排斥而发生流产。此外，母儿血型不合、胎儿抗原、母体抗磷脂抗体过多、抗精子抗体等因素，也常导致早期流产。

（4）创伤刺激与不良习惯：妊娠期腹部或子宫受到撞击、挤压或尖锐物刺伤，以及过度的恐惧、忧伤、焦虑等情感创伤均可导致流产；过量吸烟、酗酒等不健康生活方式也与流产相关。

3. 胎盘因素　滋养细胞发育和功能异常是胚胎早期死亡的重要原因，此外，前置胎盘、胎盘早剥等可致胎盘血液循环障碍、胎儿死亡，从而发生流产。

4. 环境因素　砷、铅、甲醛、苯、氧化乙烯等化学物质的过多接触，高温、噪音以及放射线的过量暴露，均可直接或间接对胚胎或胎儿造成损害，导致流产。

## 二、病理

流产过程是妊娠产物逐渐与子宫壁剥离，直至排出子宫的过程。早期妊娠时，胎盘绒毛发育尚不成熟，与子宫蜕膜联系还不牢固，故妊娠 8 周前的流产，妊娠产物多数可以完全从子宫壁剥离而排出，出血不多。妊娠 8 ~ 12 周时，胎盘绒毛发育茂盛，与底蜕膜联系较牢固，若此时发生流产，妊娠产物往往不易完全剥离排出，常有部分组织残留宫腔内影响子宫收缩，出血较多。妊娠 12 周后，胎盘已完全形成，流产时往往先有腹痛，然后排出胎儿、胎盘。有时由于底蜕膜反复出血，凝固血块包绕胎块，形成血样胎块稽留于宫腔内，血红蛋白因逐渐被吸收，形成肉样胎块，或纤维化与子宫壁粘连。偶有胎儿被挤压，形成纸样胎儿，或钙化形成石胎。

## 三、临床表现

主要表现为停经及停经后阴道流血和腹痛。

1. 停经 大部分自然流产患者都有明显的停经史、早孕反应。但是，早期流产时发生的阴道流血有时候难以与月经异常鉴别，因此常无明显的停经史，要结合其他病史及 hCG、超声等做出明确诊断。

2. 阴道流血和腹痛 早期流产时常先出现阴道流血，后又腹痛，而且全程均有阴道流血。晚期流产的临床过程与早产及足月产相似，表现为先出现腹痛，经过阵发性子宫收缩，排出胎儿及胎盘，后出现阴道流血。

## 四、临床类型及治疗原则

自然流产的临床过程简示如下（图 6-1）。

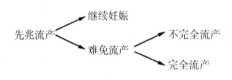

图 6-1 自然流产的临床过程

1. 先兆流产（threatened abortion）

（1）临床表现：停经后先出现少量阴道流血，少于月经量，继之常出现阵发性下腹痛或腰坠痛。妇科检查：宫颈口未开，胎膜未破，妊娠产物未排出，子宫大小与停经周数相符。经休息及治疗后，若阴道流血停止或腹痛消失，可继续妊娠；若阴道流血量增多或下腹痛加剧，则可发展为难免流产。

（2）治疗原则：卧床休息，禁忌性生活。对精神紧张者，可给予少量对胎儿无害的镇静剂。对黄体功能不足的患者，可遵医嘱给予黄体酮保胎治疗。甲状腺功能低下者可口服小剂量甲状腺片。治疗期间，需要观察患者症状及检验结果变化，必要时进行超声检查明确胎儿发育情况，避免盲目保胎。

2. 难免流产（inevitable abortion）

（1）临床表现：由先兆流产发展而来，指流产已不可避免。表现为阴道流血量增多，阵发性下腹痛加重或出现阴道流液（胎膜破裂）。妇科检查：宫颈口已扩张，有时可见胚胎组织或胎囊堵塞于宫颈口内，子宫大小与停经周数相符或略小。此时宫缩逐渐加剧，继续进展妊娠组织可能部分或完全排出，发展为不完全或完全流产。

（2）治疗原则：一旦确诊，应尽早使胚胎及胎盘组织完全排出，以防止出血和感染。阴道流血过多者，完善化验检查，必要时输血、输液、抗休克治疗，出血时间较长者，应给予抗生素预防感染。

3. 不全流产（incomplete abortion）

（1）临床表现：由难免流产发展而来，指妊娠产物已部分排出体外，尚有部分残留于宫腔内。由于宫腔内残留部分妊娠产物，影响子宫收缩，致使子宫出血持续不止，甚至因流血过多而发生失血性休克。妇科检查：宫颈口已扩张，不断有血液自宫颈口流出，有时尚可见胎盘组织堵塞于宫颈口或部分妊娠产物已排出于阴道内，部分仍留在宫腔内，子宫小于停经周数。

（2）治疗原则：一经确诊，应在输液、输血条件下尽快行刮宫术或钳刮术，使宫腔内残留的胚胎或胎盘组织完全排出。

4. 完全流产（complete abottion）

（1）临床表现：指妊娠产物已全部排出，阴道流血逐渐停止，腹痛逐渐消失。妇科检查：宫颈口已经关闭，子宫接近正常大小。

（2）治疗原则：如没有感染征象，一般不需要处理。可行超声检查，明确宫腔内有无残留。

5. 稽留流产（missed abortion）

（1）指胚胎或胎儿已死亡滞留在宫腔内尚未自然排出者，又称过期流产，胚胎或胎儿死亡后子宫不再增大反而缩小，早孕反应消失。若已至中期妊娠，孕妇腹部不见增大，胎动消失。妇科检查：宫颈口未开，子宫较停经周数小，质地不软，未闻及胎心。

（2）治疗原则：及时促使胎儿及胎盘排出，以防止死亡的胎儿及胎盘组织在宫腔内稽留过久，而导致严重凝血功能障碍及 DIC，引发严重出血。处理前应检查血常规、出凝血时间、血小板计数等，并做好输血准备。

6. 复发性流产（recurrent spontaneous abortion，RSA）

（1）指同一性伴侣连续发生 3 次及 3 次以上的自然流产。近年来有学者认为连续 2 次自然流产称为复发性自然流产。患者每次流产多发生在同一妊娠月份，临床经过与一般流产相同。早期流产的常见原因为胚胎染色体异常、黄体功能不足、甲状腺功能低下等。晚期流的常见原因为子宫肌瘤、子宫畸形、宫腔粘连、宫颈内口松弛等。

（2）治疗原则：以预防为主，男女双方在受孕前应进行详细检查。

7. 感染性流产（infection abortion）

流产过程中，若阴道流血时间过长、有组织残留于宫腔内或非法堕胎等，有可能引起宫腔内感染，严重时感染可扩展到盆腔、腹腔乃至全身，并发盆腔炎、腹膜炎、败血症及感染性休克等，常为厌氧菌及需氧菌混合感染。

## 五、护理评估

1. 健康史　停经、阴道流血和腹痛是自然流产孕妇的主要症状。护士需要详细询问孕妇的停经史以及早孕反应情况；阴道流血的持续时间与阴道流血量；有无腹痛及腹痛的部位、性质和程度。此外，还需要了解有无阴道水样排液，排液的量、色、有无臭味，以及有无妊娠产物排出等。对于既往史，需要全面了解孕妇在妊娠期间有无全身性疾病、生殖器官疾病、内分泌功能失调以及有无接触有害物质等，以识别发生自然流产的诱因。

2. 身心状况　流产孕妇可因出血过多而出现失血性休克，或因出血时间过长、宫腔内有组织残留而发生感染，因此，护士需要全面评估孕妇的各项生命体征，以判断流产的不同类型，尤其注意与贫血和感染相关的征象。

流产孕妇的心理状况常表现为焦虑和恐惧。孕妇对阴道流血常常会不知所措，甚至将其过度严重化。同时胚胎和胎儿的健康也直接影响孕妇的情绪，孕妇可能表现为伤心、郁闷、烦躁不安等。

3. 相关检查

（1）妇科检查：需要在消毒条件下进行妇科检查，以进一步了解宫颈口是否扩张，羊膜是否破裂，有无妊娠产物堵塞于宫颈口；子宫大小与停经周数是否相符，有无压痛等，同时需要检查双侧附件有无肿块、增厚以及压痛等。

（2）实验室检查：连续动态检测血 β-hCG、孕激素以及 hPL 的变化，以利于妊娠诊断和预后判断。

（3）B 型超声检查：超声显像可显示有无胎囊、胎动、胎心音等，利于诊断和鉴别流产及其类型，指导正确处理。

## 六、护理诊断／合作性问题

1. 焦虑　与担心胎儿健康等因素相关。
2. 有感染的危险　与阴道流血时间过长、宫腔内有组织残留等因素相关。

## 七、护理目标

1. 先兆流产的孕妇能积极配合保胎措施，继续妊娠。
2. 出院时，护理对象无感染征象。

## 八、护理措施

对于不同类型的流产孕妇，治疗原则不同，其护理措施亦有差异。护士在全面评估孕妇身心状况的基础上，综合孕妇的病史、检查及诊断，明确治疗原则，认真执行医嘱，积极配合医师为流产孕妇进行诊治，并提供相应的护理措施。

1. 先兆流产孕妇的护理　先兆流产的孕妇需要卧床休息、禁止性生活、禁忌灌肠等，以减少各种刺激。护士除了为其提供生活护理外，常需要遵医嘱给予孕妇适量的镇静剂、孕激素等，随时评估孕妇的病情变化，如是否腹痛加重、阴道流血量增多等。同时，孕妇的情绪状态常会影响保胎效果，护士要注意观察孕妇的情绪变化，加强心理护理，稳定孕妇情绪，增强保胎信心。此外，护士需要向孕妇及家属讲明上述保胎措施的必要性，以取得孕妇及家属的理解和配合。

2. 妊娠不能再继续者的护理　护士要积极采取措施，及时做好终止妊娠的准备，积极协助医师完成手术过程，使妊娠产物完全排出子宫，同时要打开静脉通路，做好输液、输血准备。并严密监测孕妇的血压、脉搏、体温，观察面色、腹痛、阴道流血以及与休克有关的征象。有凝血功能异常者应予以及时纠正，然后再行引产或手术。

3. 预防感染　护士需监测患者的体温、血象以及阴道流血，阴道分泌物的性质、颜色、气味等，严格执行无菌操作，加强会阴部护理。指导孕妇使用消毒会阴垫，保持会阴清洁，维持良好的卫生习惯。当护士发现感染征象后应及时报告医师，并按医嘱进行抗感染处理。此外，护士还应嘱患者流产后1个月返院复查，确定无禁忌证后，方可开始性生活。

4. 健康指导　患者常因失去胎儿，表现出伤心、悲哀等情绪反应。护士应给予同情和理解，帮助患者和家属接受现实，顺利度过悲伤期。同时，护士还应与孕妇及家属共同讨论此次流产的原因，并向他们讲解流产的相关知识，帮助他们为再次妊娠做好准备。有复发性流产史的孕妇在下一次妊娠确诊后应卧床休息，加强营养，禁止性生活，补充维生素C、B、E等，治疗期必须超过以往发生流产的妊娠月份。病因明确者，应积极接受对因治疗，如黄体功能不足者，按医嘱正确使用黄体酮治疗以预防流产；子宫畸形者需在妊娠前先行矫治手术，例如，宫颈内口松弛者应在未妊娠前做宫颈内口松弛修补术，如已妊娠，可在妊娠14～16周时行子宫内口缝扎术。

## 九、护理评价

1. 先兆流产孕妇配合保胎治疗，可继续妊娠。
2. 出院时，护理对象体温正常，血红蛋白及白细胞数正常，无出血、感染征象。

# 第二节　异位妊娠

正常妊娠时，受精卵着床于子宫体腔内膜。受精卵在子宫体腔以外着床发育称为异位妊娠（ectopic pregnancy），习称宫外孕（extrauterine pregnancy），异位妊娠和宫外孕的含义稍有不同，异位妊娠包括输卵管妊娠、卵巢妊娠、宫颈妊娠、腹腔妊娠、阔韧带妊娠等；宫外孕则仅指子宫以外的妊娠，不包括宫颈妊娠。因此，异位妊娠的含义更为确切而科学。异位妊娠中最常见的是输卵管妊娠（占90%～95%）。本节主要阐述输卵管妊娠。

输卵管妊娠是妇产科常见的急腹症之一，当输卵管妊娠流产或破裂时，可出现严重的腹腔内出血，若不及时诊断和积极抢救，可危及患者生命。输卵管妊娠按其发生部位不同，分为间质部、峡部、壶腹部和伞部妊娠（图6-2）。其中，以壶腹部妊娠最常见，约占75%～80%，其次为峡部，伞部及间部妊娠较少见。

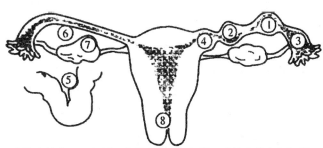

①输卵管壶腹部妊娠；②输卵管峡部妊娠；③输卵管伞部妊娠；
④输卵管间质部妊娠；⑤腹腔妊娠；⑥阔韧带妊娠；
⑦卵巢妊娠；⑧宫颈妊娠

图6-2 异位妊娠的发生部位

## 一、病因

1. 输卵管异常

（1）输卵管炎症：是输卵管妊娠的主要病因。包括输卵管黏膜炎和输卵管周围炎。慢性炎症可使输卵管腔黏膜皱襞粘连，管腔变窄；或输卵管与周围组织粘连，输卵管扭曲，管腔狭窄，管壁蠕动减弱，从而妨碍受精卵的顺利通过和运行。

（2）输卵管发育不良或功能异常：输卵管过长、肌层发育差、黏膜纤毛缺乏、双输卵管、憩室或有副伞等发育不良，可成为输卵管妊娠的原因。输卵管功能包括蠕动、纤毛活动以及上皮细胞的分泌，受女性雌、孕激素的调节，若调节失败，可干扰受精卵的正常运行。此外，精神因素可引起输卵管痉挛、蠕动异常，影响受精卵的正常运送。

（3）输卵管手术：曾患过输卵管妊娠的妇女，再次发生输卵管妊娠的可能性较大。由于原有的输卵管病变或手术操作的影响，不论何种手术（输卵管切除或保守性手术）后再次输卵管妊娠的发生率约为10%～20%。

2. 受精卵游走 卵子在一侧输卵管受精，受精卵经宫腔（内游走）或腹腔（外游走）进入对侧输卵管，称为受精卵游走。受精卵由于移行时间过长，发育增大，即可在对侧输卵管内着床发育形成输卵管妊娠。

3. 辅助生殖技术 近年来，由于辅助生殖技术的应用，在使大多数的不孕女性受益的同时，输卵管妊娠的发生率也相应增加，如宫颈妊娠、卵巢妊娠以及腹腔妊娠的发生率增加。

4. 放置宫内节育器（IUD） 放置宫内节育器与输卵管妊娠发生的关系已引起国内外重视。随着IUD的广泛应用，输卵管妊娠的发生率增高，其原因可能是由于使用IUD后的输卵管炎症所致。但最近研究表明：IUD本身并不增加输卵管妊娠的发生率，但若lUD避孕失败而受孕时，则发生输卵管妊娠的机会较大。

5. 其他 子宫内膜异位症、内分泌失调、神经精神功能紊乱以及吸烟等可增加受精卵着床于输卵管的可能性。

## 二、病理

1. 输卵管妊娠结局　受精卵着床于输卵管时，由于输卵管管腔狭窄，管壁薄，蜕膜形成差，受精卵植入后，输卵管不能适应胚胎或胎儿的生长发育，因此，当输卵管妊娠发展到一定程度，即可发生以下结局。

（1）输卵管妊娠流产（tubal abortion）：多见于妊娠 8 ～ 12 周的输卵管壶腹部妊娠。受精卵着床、种植在输卵管黏膜皱襞内，由于输卵管妊娠时管壁蜕膜形成不完整，发育中的囊胚常向管腔突出，终于突破包膜而出血，囊胚与管壁分离（图 6-3），若整个囊胚剥离掉入管腔并经输卵管逆蠕动经伞端排出到腹腔，形成输卵管完全流产，出血一般不多。若囊胚剥离不完整，妊娠产物部分排出到腹腔，部分尚附着于输卵管壁，则形成输卵管不全流产，滋养细胞继续生长侵蚀输卵管壁，导致反复出血，形成输卵管血肿或输卵管周围血肿。由于输卵管肌壁薄，收缩力差，不易止血，血液不断流出，积聚在直肠子宫陷窝形成盆腔血肿，量多时甚至流入腹腔，出现腹膜刺激症状，甚至引起休克。

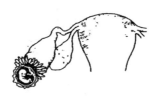

图 6-3　输卵管妊娠流产

（2）输卵管妊娠破裂（rupture of tubal pregnancy）：多见于妊娠 6 周左右的输卵管峡部妊娠。受精卵着床于输卵管黏膜皱襞间，随着囊胚生长发育，绒毛向管壁方向侵蚀肌层及浆膜，最后穿透浆膜，形成输卵管妊娠破裂（图 6-4）。由于输卵管肌层血管丰富，输卵管妊娠破裂所致的出血较输卵管妊娠流产严重，短期内可出现大量腹腔内出血，也可表现为反复出血，在盆腔或腹腔内形成血肿甚至发生休克，处理不及时可危及生命。

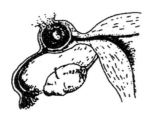

图 6-4　输卵管妊娠破裂

输卵管间质部是自子宫角部延续而来，肌层较厚，血供丰富。输卵管间质部妊娠时，受精卵在此着床并发育，妊娠往往可持续至 3 ～ 4 个月破裂，一旦破裂，出血凶猛，症状极为严重。

（3）陈旧性异位妊娠：输卵管妊娠流产或破裂后，未及时治疗，或者出血逐渐停止，病情稳定，时间过久，胚胎死亡或被吸收。长期反复出血形成的盆腔血肿机化变硬，并与周围组织粘连，临床上称为"陈旧性宫外孕"。

（4）继发性腹腔妊娠：输卵管妊娠流产或破裂后，胚胎从输卵管排到腹腔或阔韧带内，由于失去营养，多数死亡，偶尔存活者，绒毛组织重新种植而获得营养，胚胎继续发育形成继发性腹腔妊娠。若破口在阔韧带内，可发展为阔韧带妊娠。

2. 子宫的变化　输卵管妊娠和正常妊娠一样，由滋养细胞产生 hCG 维持黄体生长，月经停止来潮，子宫血供增加，增大变软，但子宫增大与停经月份不相符。子宫内膜亦受滋养细胞产生的 hCG 影响而发生蜕膜反应，但蜕膜下海绵层及血管系统发育较差，当胚胎受损或死亡，滋养细胞活力下降或消失，蜕膜自宫壁剥离，组织学检查未见绒毛、无滋养细胞，此时 hCG 下降。输卵管妊娠时，子宫内膜有时可见高度分泌反应或 Arias Stella（A-S）反应。镜下可见 A-S 反应：腺上皮细胞增大，核深染，突入腺腔，胞质富含空泡。

### 三、临床表现

输卵管妊娠的临床表现与受精卵着床部位、有无流产或破裂、出血量多少以及出血时间长短等有关。

1. 停经　月经周期规律的女性，一般有 6～8 周的停经史，间质部妊娠停经时间可更长。部分患者月经延迟几日即出现阴道不规则流血时，常被误认为月经来潮，而无停经史主诉。约有 20%～25% 的患者无明显停经史。

2. 腹痛　是输卵管妊娠患者就诊的主要症状，95% 以上输卵管妊娠患者以腹痛为主诉。输卵管妊娠流产或破裂前，患者多表现为一侧下腹部隐痛或酸胀感。当发生流产或破裂时，患者突感一侧下腹部撕裂样疼痛，常伴有恶心、呕吐。若血液积聚在直肠子宫陷凹，可出现肛门坠胀感（里急后重）；出血多时可流向全腹而引起全腹疼痛，刺激膈肌可引起肩胛放射性疼痛。腹痛可出现于阴道流血前或后，也可与阴道流血同时发生。

3. 阴道流血　胚胎死亡后，常有不规则阴道流血，暗红色，量少或淋漓不尽。部分患者阴道流血量较多，似月经量，约 50% 患者为大量阴道流血。阴道流血提示胚胎受损或已死亡，hCG 下降，卵巢黄体分泌的激素难以维持蜕膜生长而发生剥离出血，并伴有蜕膜碎片或管型排出。当输卵管妊娠病灶去除后，阴道流血方能停止。

4. 晕厥与休克　其严重程度与腹腔内出血速度及出血量成正比，与阴道出血量不成正比。由于腹腔内急性出血及剧烈腹痛，轻者出现晕厥，重者发生失血性休克。间质部妊娠一旦破裂，常因出血量多而发生严重休克。

5. 腹部包块　当输卵管妊娠流产或破裂所形成的血肿时间较久者，因血液凝固，逐渐机化变硬，并与周围组织或器官（如子宫、输卵管、卵巢、肠管或大网膜等）发生粘连形成包块，包块较大或位置较高者，可于腹部扪及。

### 四、治疗原则

治疗原则以手术治疗为主，其次为药物治疗。

1. 手术治疗　可行腹腔镜手术或开腹手术。根据患者情况，行患侧输卵管切除术或者保留患侧输卵管功能的保守性手术。严重内出血并发休克者，应在积极纠正休克、补充血容量的同时，迅速手术抢救。

2. 药物治疗　近年来用化疗药物甲氨蝶呤等方法治疗输卵管妊娠，已有成功的报道。治疗机制是抑制滋养细胞增生、破坏绒毛，使胚胎组织坏死、脱落、吸收。但在治疗中若有严重内出血征象，或疑有输卵管间质部妊娠，或胚胎继续生长时应及时进行手术治疗。根据中医辨证论治方法，合理运用中药，或用中西医结合的方法，对输卵管妊娠进行保守治疗也已取得显著成果。

### 五、护理评估

1. 健康史　仔细询问月经史，准确推断停经时间。注意不要因为月经仅过期几天而误认为不是停经；不要将不规则阴道流血而误认为末次月经。此外，对于不孕、盆腔炎、放置宫内节育器、绝育术、输卵管复通术等与发病相关的高危因素应予以高度重视。

2. 身心状况　输卵管妊娠流产或破裂前，症状和体征不明显。当患者腹腔内出血较多时可表现为贫血貌，重者可出现面色苍白，四肢湿冷，脉快、弱、细，血压下降等休克症状。下腹有明显压痛、反跳痛，尤以患侧为重，肌紧张不明显，叩诊有移动性浊音。血凝后下腹部可触及包块。体温多正常，出现休克时体温略低，腹腔内血液吸收时体温略升高，但一般不超过 38℃。

输卵管妊娠流产或破裂后，腹腔内急性大量出血、剧烈腹痛以及妊娠终止的现实都将使孕妇出现较为激烈的情绪反应，表现出哭泣、自责、无助、抑郁以及恐惧等行为。

3. 相关检查

（1）腹部检查：输卵管妊娠流产或破裂者，下腹部有明显压痛和反跳痛，尤以患侧为重，轻度肌紧张；出血多时，叩诊有移动性浊音；出血时间较长时，形成凝血块，可在下腹部触及软性肿块。

（2）盆腔检查：输卵管妊娠流产或破裂者，除子宫略大较软外，仔细检查仅可能触及增粗的输卵管伴轻度压痛。输卵管妊娠流产或破裂者，阴道后穹隆饱满，明显触痛。将宫颈轻轻上抬或者左右摇动时引起下腹剧烈疼痛，称为宫颈举摆痛，是输卵管妊娠的重要体征之一。腹腔内出血多时检查子宫呈漂浮感。

（3）阴道后穹隆穿刺：是一种简单可靠的诊断方法，适用于疑有腹腔内出血的患者。由于腹腔内血液最易积聚于子宫直肠陷凹，即使血量不多，也能经阴道后穹隆穿刺抽出。用长针头自阴道后穹隆刺入子宫直肠陷凹，抽出暗红色不凝血为阳性，如抽出血液较红，放置 10 分钟内凝固，表明误入血管。

若无内出血、内出血量少、血肿位置较高或者子宫直肠陷凹有粘连时，可能抽不出血液，因此，后穹隆穿刺阴性不能排除输卵管妊娠存在。如有移动性浊音，可做腹腔穿刺。

（4）妊娠试验：放射免疫法检测血中 β-hCG，尤其是动态观察血 β-hCG 的变化对异位妊娠的诊断极为重要。此方法灵敏度高，测出异位妊娠的阳性率一般可达 80% ~ 90%，但 β-hCG 阴性者仍不能完全排除异位妊娠。

（5）超声检查：B 型超声显像有助于异位妊娠的诊断。阴道 B 型超声检查较腹部 B 型超声检查准确性高。早期输卵管妊娠的诊断，仅凭 B 型超声显像有时可能误诊。若能结合临床表现和 β-hCG 测定等，对诊断的帮助很大。

（6）腹腔镜检查：适用于输卵管妊娠尚未流产或破裂的早期患者及诊断困难的患者。腹腔内大量出血或伴有休克者，禁做腹腔镜检查。早期异位妊娠患者，腹腔镜可见一侧输卵管肿大，表面紫蓝色，腹腔内无出血或仅有少量出血。

（7）子宫内膜病理检查：目前此方法的临床应用明显减少，主要适用于阴道流血量较多的患者，目的在于排除同时合并宫内妊娠流产。将宫腔排出物或刮出物送检病理检查，切片中见到绒毛，可诊断为宫内妊娠，仅见蜕膜未见绒毛者有助于异位妊娠诊断。

## 六、护理诊断／合作性问题

1. 恐惧　与担心手术失败有关。
2. 潜在并发　出血性休克。

## 七、护理目标

1. 患者休克症状得以及时发现并缓解。
2. 患者能以正常心态接受此次妊娠失败的现实。

## 八、护理措施

1. 接受手术治疗患者的护理　对于接受手术治疗的患者要做到以下几点：

（1）积极做好术前准备：腹腔镜手术是近年来治疗输卵管妊娠的主要方法，多数输卵管妊娠可在腹腔镜直视下，穿刺输卵管的妊娠囊吸出部分囊液或者切开输卵管吸出胚胎，并注入药物；也可以行输卵管切除术。护士在严密监测患者生命体征的同时，积极配合医师纠正患者休克症状，做好术前准备。

对于严重内出血并出现休克的患者，护士应立即开放静脉，交叉配血，做好输血、输液准备，以便配合医师积极纠正休克、补充血容量，并按急诊手术要求迅速做好术前准备。

（2）提供心理支持：术前，护士需简洁明了地向患者和家属讲明手术的必要性，并以亲切的态度和切实的行动获得患者及家属的信任，同时，保持周围环境安静、有序，减少和消除患者的紧张、恐惧心理，协助患者接受手术治疗方案。术后，护士应帮助患者以正常的心态接受此次妊娠失败的现实，并向患者讲述输卵管妊娠的相关知识，既可以减少因害怕输卵管妊娠再次发生而抵触妊娠的不良情绪，也可以增加和提高患者的自我保健意识。

2. 接受非手术治疗患者的护理 对于接受非手术治疗方案的患者，护士应从以下几个方面加强护理：

（1）严密观察病情：护士应密切观察患者的一般情况、生命体征，重视患者的主诉，尤应注意阴道流血量与腹腔内出血量不成比例，当阴道流血量少时，不要误认为腹腔内出血量亦很少。护士应告诉患者病情发展的一些指征，如出血增多、腹痛加剧、肛门坠胀感明显等，以便当患者病情发展时，医患均能及时发现，并给予相应的处理。

（2）加强化学药物治疗的护理：化疗一般采用全身用药，也可采用局部用药。用药期间，需要 β-hCG 测定和 B 型超声进行严密监护，并注意观察患者的病情变化及药物的毒副反应。常用药物有甲氨蝶呤。其治疗机制是抑制滋养细胞增生、破坏绒毛，从而使胚胎组织坏死、脱落、吸收。不良反应小，可表现为消化道反应，骨髓抑制以白细胞下降为主，有时可出现轻微肝功能异常、药物性皮疹、脱发等，但大部分反应是可逆的。

（3）指导患者休息与饮食：患者需卧床休息，避免增加腹压，从而减少输卵管妊娠破裂的机会。在患者卧床期间，护士需要提供相应的生活护理。此外，护士还需要指导患者摄取足够的营养物质，尤其是富含铁蛋白的食物，如鱼肉、动物肝脏、豆类、绿叶蔬菜及黑木耳等，可促进血红蛋白的增加，增强患者的抵抗力。

（4）监测治疗效果：护士应协助患者正确留取血液标本，以监测治疗效果。

3. 出院指导 输卵管妊娠的预后在于防止输卵管的损伤和感染，因此护士需做好妇女的健康指导工作，以防止盆腔感染的发生。教育患者保持良好的卫生习惯，勤洗浴、勤换衣，稳定性伴侣。发生盆腔炎后须立即彻底治疗，以免延误病情。此外，由于输卵管妊娠约有 10% 的再发生率和 50% ~ 60% 的不孕率。因此，护士需要告诫患者下次妊娠时要及时就医，同时不要轻易终止妊娠。

## 九、护理评价

1. 患者的休克症状得以及时发现并纠正。
2. 患者消除了恐惧心理，愿意接受手术治疗。

# 第三节 早产

早产（preterm labor，PTL）是指妊娠满 28 周至不足 37 周（196 ~ 258 日）间分娩者。此时娩出的新生儿叫早产儿，体重多小于 2 500g，各器官发育尚不成熟。据统计，约 70% 的围产儿死亡是由于早产，而且，早产儿中约有 15% 于新生儿期死亡。因此，防止早产是降低围生儿死亡率的重要措施之一。

## 一、病因

1. 孕妇因素

（1）孕妇合并急性或慢性疾病：如病毒性肝炎、急性肾盂肾炎、急性阑尾炎、严重贫血、慢性肾炎、妊娠高血压综合征、心脏病、性传播疾病等。

（2）子宫畸形：包括双子宫、双角子宫及纵隔子宫等；宫颈内口松弛与子宫肌瘤也易发生早产。

（3）其他：孕妇吸烟、酗酒或者精神受到刺激以及承受巨大压力时可引发早产。

2. 胎儿、胎盘因素 双胎妊娠、羊水过多、胎膜早破、宫内感染、胎盘功能不全、母儿血型不合、前置胎盘及胎盘早剥等均可致早产。其中，胎膜早破、绒毛膜羊膜炎最常见，约占早产的 30% ~ 40%。

## 二、临床表现

早产的临床表现主要是妊娠28周后37周前出现子宫收缩。最初为不规律宫缩，并常伴有少许阴道血性分泌物或阴道流血，以后逐渐发展为规律宫缩，与足月临产相似，宫颈管消失，宫口扩张。

## 三、治疗原则

若胎儿存活，无胎儿窘迫、胎膜未破，应设法通过休息和药物治疗，抑制宫缩，尽可能使妊娠继续维持至足月。若胎膜已破，早产已不可避免时，应尽可能地预防新生儿并发症，以尽力提高早产儿的存活率。

## 四、护理评估

1. 健康史　详细评估可致早产的高危因素，如孕妇既往有流产、早产史或者本次妊娠有阴道流血，则发生早产的可能性大。同时，应详细询问并记录患者既往出现的症状以及接受治疗的情况。

2. 身心状况　妊娠满28周后至不足37周前，出现明显的规律宫缩（至少每10分钟一次），且伴有宫颈管缩短，即可诊断为先兆早产。如果妊娠28 ~ 37周间，出现20分钟 ≥ 4次且每次持续 ≥ 30秒的规律宫缩，且伴随宫颈管缩短 ≥ 75%，宫颈进行性扩张2cm以上者，即可诊断为早产临产。

早产已不可避免时，孕妇常会不自觉地把一些相关的事情与早产联系起来而产生自责感；同时，由于怀孕结果的不可预知，恐惧、焦虑、猜疑也是早产孕妇常见的情绪反应。

3. 相关检查　通过全身检查及产科检查，结合阴道分泌物检测，核实孕周，评估胎儿成熟度和胎方位等；密切观察产程进展，确定早产进程。

## 五、护理诊断／合作性问题

1. 有新生儿受伤的危险　与产儿发育不成熟有关。
2. 焦虑　与担心早产儿预后有关。

## 六、护理目标

1. 患者能平静地面对事实，接受治疗及护理。
2. 新生儿不存在因护理不当而发生的并发症。

## 七、护理措施

1. 预防早产　孕妇良好的身心状况可降低早产的发生，突然的精神创伤也可引发早产，因此，需做好孕期保健工作、指导孕妇增加营养，保持平静的心情。避免诱发宫缩的活动，如性生活、抬举重物等。高危孕妇需多卧床休息，以左侧卧位为宜，以增加子宫血液循环，改善胎儿供氧，且慎做肛查和阴道检查等。同时，积极治疗并发症，宫颈内口松弛者应于孕14 ~ 16周作子宫内口缝合术，以防止早产的发生。

2. 药物治疗的护理　先兆早产的主要治疗措施是抑制宫缩，与此同时，还需要积极控制感染、治疗并发症。护理人员应能明确具体药物的作用和用法，并且能够识别药物的不良反应，以避免毒性作用的发生，同时，还应对患者做相应的健康教育。

常用抑制宫缩的药物有以下几类：

（1）β-肾上腺素受体激动剂：其作用为激动子宫平滑肌中的 β 受体，从而抑制子宫收缩，减少子宫活动而延长孕期。不良反应为母儿双方心率加快，孕妇血压下降、血糖升高、血钾降低、恶心、出汗、头痛等。目前常用药物有：利托君（ritodrine）、沙丁胺醇（salbutamol）等。

（2）硫酸镁：其作用为镁离子直接作用于子宫肌细胞，拮抗钙离子对子宫收缩的活性，从而抑制子宫收缩。常用方法：首次剂量为 5g，加入 25% 葡萄糖液 20mL 中，在 5 ~ 10 分钟内缓慢注入静脉（或稀释后半小时内静脉滴入），以后以每小时 2g 的速度静脉滴注，宫缩抑制后继续维持 4 ~ 6h 后改为每小时 1g，直到宫缩停止后 12h。使用硫酸镁时，应密切观察患者有无中毒迹象。

（3）钙通道阻滞剂：其作用为阻滞钙离子进入肌细胞，从而抑制子宫收缩。常用药物为硝苯地平 10mg，舌下含服，每 6 ~ 8h 一次。也可以首次负荷量给予 30mg 口服，根据宫缩情况再以 10 ~ 20mg 口服。用药时必须密切观察孕妇心率和血压变化，对已用硫酸镁者需慎用，以防血压急剧下降。

（4）前列腺素合成酶抑制剂：前列腺素有刺激子宫收缩和软化宫颈的作用，其抑制剂可减少前列腺素合成，从而抑制子宫收缩。常用药物有：吲哚美辛、阿司匹林等。同时，此类药物可通过胎盘抑制胎儿前列腺素的合成与释放，使胎儿体内前列腺素减少，而前列腺素有维持胎儿动脉导管开放的作用，缺乏时导管可能过早关闭而导致胎儿血液循环障碍，因此，临床较少应用。必要时仅在孕 34 周前短期（1 周内）选用。

3. 预防新生儿并发症的发生　在保胎过程中，应每日行胎心监护，并教会患者自数胎动，有异常情况时及时采取应对措施。对妊娠 35 周前的早产者，应在分娩前按医嘱给予孕妇糖皮质激素，如地塞米松、倍他米松等，以促进胎肺成熟，明显降低新生儿呼吸窘迫综合征的发病率。

4. 为分娩做准备　如早产已不可避免，应尽早决定合理的分娩方式，如臀位、横位，估计胎儿成熟度低，且产程又需较长时间者，可选用剖宫产术结束分娩；经阴道分娩者，应考虑使用产钳和会阴切开术以缩短产程，从而减少分娩过程中对胎头的压迫。同时，要充分做好早产儿保暖和复苏的准备，临产后慎用镇静剂，避免发生新生儿呼吸抑制的情况；产程中应给予孕妇吸氧；新生儿出生后，须立即结扎脐带，以防止过多母血进入胎儿血液循环造成循环系统负荷过重。

5. 为孕妇提供心理支持　护士可安排时间与孕妇进行开放式的讨论，让患者充分了解早产的发生并非她的过错，有时甚至是无缘由的。同时，也要避免为减轻孕妇的负疚感而给予过于乐观的保证。由于早产是出乎意料的，孕妇多没有精神和物质准备，对产程中的孤独感、无助感尤为敏感，此时，丈夫、家人和护士在身旁提供支持较足月分娩更显重要，并能帮助孕妇重建自尊，以良好的心态承担早产儿母亲的角色。

## 八、护理评价

1. 患者能积极配合医护措施。
2. 母婴顺利经历全过程。


# 第四节　过期妊娠

平时月经周期规律，妊娠达到或超过 42 周（≥ 294 日）尚未分娩者，称为过期妊娠（post term pregnancy）。其发生率约为 3% ~ 15%。过期妊娠的胎儿围产病率和死亡率增高，并随妊娠过期时间的延长而增加。

## 一、病因

1. 雌孕激素比例失调　如内源性前列腺素和雌二醇分泌不足而黄体酮水平增高可抑制前列腺素和缩宫素，使子宫不收缩，延迟分娩发动。

2. 子宫收缩刺激反射减弱　头盆不称或胎位异常时，由于胎先露部对宫颈内口及子宫下段的刺激不强，反射性子宫收缩减少，易发生过期妊娠。

3. 胎儿畸形　无脑儿畸胎不合并羊水过多时，由于垂体缺如，不能产生足够促肾上腺皮质激素，使雌激素前身物质 16a- 羟基硫酸脱氢表雄酮分泌不足，雌激素形成减少，致使过期妊娠发生。

4. 遗传因素　缺乏胎盘硫酸酯酶，是一种罕见的伴性隐性遗传病，均见于怀男胎病例，胎儿胎盘单位无法将活性较弱的脱氢表雄酮转变为雌二醇及雌三醇，使分娩难以启动。

## 二、病理和临床表现

1. 胎盘、胎儿变化

（1）胎盘功能正常型：胎儿继续发育，体重增加成为巨大儿，颅骨钙化明显，胎头不易变形，从而导致经阴道分娩困难。

（2）胎盘功能减退型：胎盘外观有钙化和梗死，镜下见胎盘老化现象，使胎盘的物质交换与转运能力均下降，供给胎儿营养以及氧气不足，胎儿不再继续生长发育，导致胎儿成熟障碍、胎儿窘迫。

2. 羊水变化　随着妊娠周数的延长，羊水会越来越少，羊水粪染率也明显增高。

过期妊娠常因胎盘病理改变而发生胎儿窘迫或者巨大儿造成难产，导致围生儿死亡率以及新生儿窒息发生率增高，同时手术产率也增高。

## 三、治疗原则

尽量避免过期妊娠的发生。一旦确诊过期妊娠，应根据胎儿大小、胎盘功能、胎儿宫内安危、宫颈成熟情况等综合判断，选择恰当的分娩方式。

## 四、护理评估

1. 健康史　仔细核实妊娠周数，确定胎盘功能是否正常是关键。

2. 身心状况

（1）身体评估：胎盘功能正常型多无特殊表现；胎盘功能减退型可表现为胎动频繁或者减少、消失，孕妇体重不再增加或者减轻，宫高和腹围与妊娠周数不相符，胎心率异常。

（2）心理－社会状况：当超过预产期数日后仍无分娩先兆，孕妇和家属都会焦急，担心过期妊娠对胎儿不利，而表现出紧张情绪。

3. 相关检查

（1）B超检查：监测胎儿双顶径、股骨长度估计妊娠周数；观察胎动、胎儿肌张力、胎儿呼吸运动以及羊水量等。羊水暗区直径小于 3cm，提示胎盘功能减退，小于 2cm 则提示胎儿危险。

（2）胎盘功能测定：雌三醇（$E_3$）含量小于 10mg/24h，E/C 比值小于 10 或者下降 50%，血清游离雌三醇含量持续缓慢下降等，均应考虑为胎儿胎盘单位功能低下。

（3）胎儿电子监护仪检测：无刺激胎心率监护每周 2 次，多为无反应型；催产素激惹试验若出现晚期减速，提示胎儿缺氧。

## 五、护理诊断／合作性问题

1. 知识缺乏　缺乏过期妊娠危害性的相关知识。
2. 焦虑　与担心围生儿的安全有关。
3. 潜在并发症　胎儿窘迫、胎儿生长受限、巨大儿。

## 六、护理目标

1. 孕妇和家属了解过期妊娠对胎儿的影响。
2. 住院期间不发生胎儿和新生儿损伤。
3. 孕妇的焦虑程度减轻。

微信扫码
◆ 临床科研
◆ 医学前沿
◆ 临床资讯
◆ 临床笔记

## 七、护理措施

1. 一般护理

（1）休息：嘱孕妇取左侧卧位，吸氧。

（2）帮助复核孕周：仔细询问孕妇末次月经时间，引导其回忆本次妊娠的有关情况，协助医生重新认真复核孕周。

2. 加强监护胎儿情况　勤听胎心音，教会孕妇自测胎动，注意观察羊水的颜色、性状，必要时行胎儿电子监护，以便及时发现胎儿窘迫。

3. 检查的护理　告知孕妇及家属行各种胎盘功能检查的目的、方法、结果，协助孕妇完成各项胎盘功能检查，如按时抽血或留尿，护送患者做B超检查等。

4. 终止妊娠的护理

（1）剖宫产：引产失败者，胎盘功能减退，胎儿有宫内窘迫，羊水过少或者有产科指征，均应行剖宫产。

①做好剖宫产的术前准备、术中配合及术后护理。

②做好新生儿窒息的抢救准备。

（2）阴道分娩：胎盘功能及胎儿情况良好，无其他产科指征者，可在严密监护下经阴道分娩。

①宫颈条件未成熟者，需遵医嘱给予促宫颈成熟的措施。如乳头按摩、宫缩剂静滴、前列腺素制剂宫颈或者阴道给药等。

②宫颈条件成熟者，可行人工破膜或者静滴缩宫素引产。破膜后应立即听胎心音、观察羊水颜色、性状、记录破膜时间；嘱产妇卧床休息，保持外阴清洁，必要时遵医嘱用抗生素预防感染。

③产程中的护理：常规吸氧；严密观察胎心及产程进展，适时行胎心监护；如出现胎儿窘迫情况，若宫口已开全，行阴道手术助产；若宫口未开全，短时间内不能从阴道分娩者，需立即改行剖宫产；产后常规应用宫缩剂，预防产后出血；在新生儿出现第一次呼吸前及时彻底清除呼吸道分泌物及羊水，特别是粪染的羊水应尽力清除；新生儿按高危儿加强护理，密切观察，遵医嘱给予药物治疗。

5. 心理护理　妊娠过期后，孕妇或者家属有的担心胎儿安危，急于要求人工终止妊娠；有的认为"瓜熟才蒂落"而不愿接受人工终止妊娠。护士应仔细倾听她们的诉说，了解孕妇的心理活动，耐心向患者及家属介绍过期妊娠对母儿的不良影响，详细说明终止妊娠的必要性和方法，对她们提出的问题给予积极、明确、有效的答复，解除其思想顾虑，鼓励患者极配合治疗，适时终止妊娠，加强过期儿（高危儿）的护理。

## 八、护理评价

1. 患者能积极配合医护措施。
2. 母婴顺利经历全过程。
3. 产妇产后未出现焦虑。

# 第五节　双胎妊娠

## 一、概述

一次妊娠有两个胎儿时称为双胎妊娠。其发生率具有国家、地域以及种族差异性。我国统计双胎与单胎比为1：890。近年来，随着促排卵药物的应用和辅助生育技术的开展，双胎妊娠的发生率有增高趋势。双胎妊娠有家族史，胎次多、年龄大者发生的概率高，近年来有医源性原因，应用氯米酚与尿促性素（HMG）诱发排卵，双胎与多胎妊娠可高达 20% ~ 40%。另有学者报道在停止服用避孕药后 1 个月妊娠时，双胎比例增高，是由于此月人体分泌 FSH 增高的原因。

## 二、病因

1. 遗传　孕妇或其丈夫家族中有多胎妊娠史者，多胎的发生率增加。

2. 年龄和胎次　双胎发生率随着孕妇年龄增大而增加，尤其是 35 ~ 39 岁者最多。孕妇胎次越多，发生双胎妊娠的机会越多。

3. 药物　因不孕症而使用了促排卵药物，导致双胎妊娠的发生率增加。

## 三、病理生理

双胎胎盘中，脐带帆状附着发生率较普通胎盘高 9 倍，并并发前置血管，单脐动脉在双胎胎盘中发生率也较高，多发于单卵双胎的胎儿之一。另外，双胎胎盘之一可变成水泡状胎块。在胎盘变化上是供血胎儿胎盘体积大，苍白，镜下可见绒毛粗大、水肿，绒毛毛细血管小而不明显；但受血胎儿胎盘呈暗红色，多血，质较韧，镜下则见绒毛毛细血管普遍扩张充血。

## 四、护理评估

### （一）健康史

询问家族中有无多胎史，孕妇的年龄、胎次，孕前是否使用促排卵药。

### （二）临床表现及分型

1. 症状　妊娠早孕反应较重，子宫大于妊娠孕周，尤其是 24 周后尤为明显。因子宫增大明显，使横膈抬高，引起呼吸困难；胃部受压，孕妇自觉胀满、食欲缺乏，孕妇会感到极度疲劳和腰背部疼痛。孕妇自觉多处胎动，而非固定于某一处。

2. 体征　有下列情况应考虑双胎妊娠：①子宫比孕周大，羊水量也较多；②孕晚期触及多个小肢体，两胎头；③胎头较小，与子宫大小不成比例；④在不同部位听到两个频率不同的胎心，同时计数 1min，胎心率相差 10 次以上，或两胎心音之间隔有无音区；⑤孕中晚期体重增加过快，不能用水肿及肥胖解释者。过度增大的子宫压迫下腔静脉，常引起下肢水肿、静脉曲张等。

3. 分型

（1）二卵双胎：二卵双胎可以是同一卵巢也可是两个卵巢同时排卵，此时的排卵可以是单卵泡排出两个成熟卵子，或者两个卵泡同时排出两个卵子，即由两个卵子分别同时受精而形成的双胎妊娠，约占双胎妊娠的 2/3。由于二卵双胎的基因不同，故胎儿的性别、血型、容貌等可以相同也可不同，两个受精卵可以形成各自独立的胎盘、胎囊，它们的发育可以紧靠与融合在一起，但两者间的血液循环并不相通，胎囊之间的中隔由两层羊膜及两层绒毛膜组成，有时两层绒毛膜可融合成一层。

（2）单卵双胎：单卵双胎即由一个卵子受精后经过细胞分裂而形成的双胎妊娠，约占双胎妊娠的 1/3。该方式所形成的受精卵其基因相同，胎儿性别、血型一致，且容貌相似。单卵双胎的每个胎儿均有 1 根脐带，其胎盘和胎囊则根据受精卵分裂时间不同而有所差异；两个胎儿常常共用同一胎盘，两个胎囊的间隔有两层羊膜，两者血液循环相通。约有 1/3 的单卵双胎的胎盘胎膜与双卵双胎相同，但血液循环仍相通。由于单卵双胎的胎盘循环是两个胎儿共用，故有时会出现一个胎儿发育良好，而另外一个发育欠佳，两者差异很大。

### （三）辅助检查

1. B 超检查　可以早期诊断双胎、畸胎，能提高双胎妊娠的孕期监护质量。B 超在孕 7 ~ 8 周时见到两个妊娠囊，孕 13 周后清楚显示两个胎头光环及各自拥有的脊柱、躯干、肢体等，B 超对中晚期的双胎诊断率几乎达 100%。

2. 多普勒胎心仪　孕 12 周后听到两个频率不同的胎心音。

## （四）心理 – 社会评估

双胎妊娠的孕妇在孕期必须适应两次角色转变，首先是接受妊娠，其次当被告知是双胎妊娠时，必须适应第二次角色转变，即成为两个孩子的母亲。双胎妊娠属于高危妊娠，孕妇既兴奋又常常担心母儿的安危，尤其是担心胎儿的存活率。

## （五）治疗原则

1. 妊娠期　及早对双胎妊娠做出诊断，并增加其产前评估次数，加强营养，注意休息，补充足够的营养物质以预防贫血和妊娠期高血压，防止早产、羊水过多等并发症的发生。必要时行引产术结束妊娠。

双胎妊娠引产指征：并发急性羊水过多，有压迫症状，孕妇腹部过度膨胀，呼吸困难，严重不适者；胎儿畸形，母亲有严重并发症，如子痫前期或子痫，不允许继续妊娠者；预产期已到尚未临产，胎盘功能减退者。

2. 分娩期　多数能经阴道分娩。产妇需有良好的体力，才能成功分娩，故保证产妇足够的食物摄入量及充足的睡眠十分重要。分娩过程中严密观察产程和胎心变化，如有宫缩乏力或产程延长时，应及时处理。当第一胎娩出后，立即断脐，助手扶正第二胎的胎位，使其保持纵产式，通常在 15 ~ 20min 完成第二胎的分娩。如第一胎娩出后 15min 仍无宫缩，则可行人工破膜加缩宫素静脉滴注以促进宫缩。若发现有脐带脱垂或怀疑胎盘早剥时，及时手术助产。如第一胎为臀位，第二胎为头位，要注意防止胎头交锁导致难产。

剖宫产指征：①异常胎先露，如第一胎儿为肩先露、臀先露或易发生胎头交锁和碰撞的胎位及单羊膜囊双胎、联体儿等；②脐带脱垂、胎盘早剥、前置胎盘、先兆子痫、子痫、胎膜早破、继发性宫缩乏力，经处理无效者；③第一个胎儿娩出后发现先兆子宫破裂，或宫颈痉挛，为抢救母婴生命；④胎儿窘迫，短时间内不能经阴道结束分娩者。

3. 产褥期　为防止产后出血，在第二胎娩出前肩时静脉推注麦角新碱及缩宫素 10U，同时腹部压沙袋，防止由于腹压骤减所致休克。

## 五、护理诊断和医护合作性问题

1. 舒适改变　与双胎或多胎引起的食欲下降、下肢水肿、静脉曲张、腰背痛有关
2. 有受伤的危险　与双胎妊娠引起的早产有关。
3. 焦虑　与担心母儿的安危有关。
4. 潜在并发症　早产、脐带脱垂或胎盘早剥。

## 六、计划与实施

### （一）预期目标

1. 孕妇摄入足够的营养，保证母婴需要。
2. 孕妇及胎儿、新生儿的并发症被及时发现，保证母婴安全。

### （二）护理措施

1. 一般护理

（1）增加产前检查次数，每次监测宫高、腹围和体重。

（2）注意多休息，尤其是妊娠最后 2 ~ 3 个月，要求卧床休息，防止跌伤意外。最好采取左侧卧位，增加子宫、胎盘的血供，减少早产的机会。

（3）加强营养，尤其是注意补充铁、钙、叶酸等，以满足妊娠的需要。

2. 心理护理　帮助双胎妊娠孕妇完成两次角色转变，接受成为两个孩子母亲的事实。告之双胎妊娠虽属于高危妊娠，但孕妇不必过分担心母儿的安危，请孕妇保持心情愉快，积极配合治疗。指导家属准备双份新生儿用物。

3. 病情观察　双胎妊娠孕妇易并发妊娠期高血压、羊水过多、前置胎盘、贫血等并发症，因此，

应加强病情观察，及时发现并处理。

4. 症状护理 双胎妊娠孕妇胃区受压致食欲缺乏，因此应鼓励孕妇少食多餐，满足孕期需要，必要时给予饮食指导，如增加铁、叶酸、维生素的供给。双胎妊娠孕妇腰背部疼痛比较明显，应注意休息，指导孕妇做骨盆倾斜运动，局部热敷等。采取措施预防静脉曲张的发生。

5. 治疗配合 如下所述。

（1）严密观察产程和胎心率变化，发现宫缩乏力或产程延长应及时处理。

（2）第一个胎儿娩出后立即断脐，协助扶正第二个胎儿的胎位，使保持纵产式，等待通常在 20min 左右，第二个胎儿自然娩出。如等待 15min 仍无宫缩，则可协助人工破膜或遵医嘱静脉滴注缩宫素促进宫缩。严密观察，及时发现脐带脱垂或胎盘早剥等并发症。

（3）为预防产后出血的发生，临产时应备血；胎儿娩出前需建立静脉通路；第二个胎儿娩出后应立即肌内注射或静脉滴注缩宫素；腹部放置沙袋，并以腹带裹紧腹部，防止腹压骤降引起休克。

（4）如系早产，产后应加强对早产儿的观察和护理。

（三）健康指导

护士应指导孕妇注意休息，加强营养，注意阴道流血量和子宫复旧情况，防止产后出血。并指导产妇正确进行母乳喂养，选择有效的避孕措施。

## 七、护理评价

孕妇能主动与他人讨论两个孩子的将来并做好分娩的准备。孕产妇、胎儿或新生儿安全。

# 第六节  前置胎盘

正常妊娠时，胎盘附着于子宫体部的后壁、前壁或侧壁。胎盘低位着床的三种结局：早期流产；向子宫底迁移；留在原位发展成前置胎盘。妊娠 28 周后，胎盘附着于子宫下段，甚至胎盘下缘达到或覆盖宫颈内口，其位置低于胎先露部，称为前置胎盘（placenta previa）。前置胎盘是妊娠晚期出血的主要原因之一，是妊娠期的严重并发症。其发生率国外报道为 0.5%，国内报道为 0.24% ~ 1.57%。

## 一、病因

目前尚不清楚，可能与下述原因有关：

1. 子宫内膜病变与损伤 产褥感染、多产、上环、多次刮宫、剖宫产等，可引起子宫内膜炎，使子宫内膜缺损，血液供应不足，为了摄取足够营养，胎盘代偿性扩大面积，伸展到子宫下段，形成前置胎盘。

2. 胎盘异常 胎盘面积过大时，如多胎妊娠、巨大儿，常延伸至子宫下段甚至达到宫颈内口；有些患者存在副胎盘，多附着于子宫下段；膜状胎盘大且薄，经常扩展到子宫下段。

3. 受精卵滋养层发育迟缓 当受精卵抵达子宫腔时，其滋养层发育迟缓，尚未发育到能着床的阶段而继续下移着床于子宫下段，并在该处生长发育形成前置胎盘。

4. 宫腔形态异常 子宫肌瘤、子宫畸形，可改变宫腔形态，导致胎盘附着于子宫下段。

5. 其他 有学者提出吸烟、吸毒可影响子宫胎盘血供，胎盘为获取更多的氧供而扩大面积，增加了前置胎盘的危险性。

## 二、分类

根据胎盘下缘与子宫颈内口的关系，前置胎盘可以分为三类（图 6-5）。

1. 完全性前置胎盘（complete placenta previa） 子宫颈内口完全被胎盘组织覆盖，又称中央性前置胎盘。

2. 部分性前置胎盘（partial placenta previa）　子宫颈内口部分被胎盘组织覆盖。

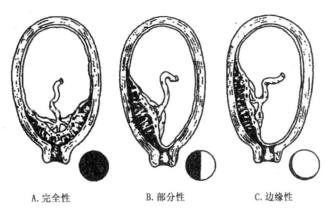

A. 完全性　　　　　B. 部分性　　　　　C. 边缘性

A. 完全性前置胎盘　B. 部分性前置胎盘　C. 边缘性前置胎盘

**图 6-5　前置胎盘的类型**

3. 边缘性前置胎盘（marginal placenta previa）　胎盘附着于子宫下段，甚至胎盘边缘达到子宫颈内口，但未超越子宫颈内口。

前置胎盘类型可因诊断时间不同而各异，胎盘下缘与子宫颈内口的关系可随宫颈管消失，宫颈内口扩张而发生改变。尤其是接近临产期，如临产前部分性前置胎盘，临产后成为边缘性前置胎盘。因此，需按处理前的最后一次检查结果确定类型。

### 三、临床表现

1. 无痛性反复性阴道流血　前置胎盘的典型症状为妊娠晚期或临产时，发生无诱因、无痛性的反复性阴道流血。其出血原因是妊娠晚期子宫下段逐渐伸展拉长，颈管缩短，附着于子宫下段及宫颈部位的胎盘不能相应伸展而发生错位分离导致出血。初次流血量一般不多，偶尔亦有第一次就发生致命性大出血者。随着子宫下段不断伸展，出血往往反复发生，且出血量亦越来越多。

阴道流血发生时间的早晚、次数、出血量的多少与前置胎盘的类型有关。

（1）完全性前置胎盘：初次出血时间早，约在妊娠 28 周左右，反复出血的次数频繁，量较多，甚至一次大量出血即可使患者陷入休克状态。

（2）部分性前置胎盘：出血介于完全性和边缘性前置胎盘之间。

（3）边缘性前置胎盘：初次出血发生较晚，多在妊娠 37 ~ 40 周或临产后，量较少。

2. 贫血、休克　反复多次或大量阴道流血，患者可出现贫血，贫血程度与阴道流血量成正比，出血严重者可发生休克，并导致胎儿缺氧、窒迫，甚至死亡。

3. 胎位异常　因胎盘附着于子宫下段，患者可表现为胎头高浮和胎位异常，约 1/3 为臀先露。

4. 其他　由于子宫下段肌组织菲薄，收缩力差，附着于该处的胎盘剥离后血窦不易闭合，故可诱发产后出血。此外，前置胎盘的胎盘剥离面接近宫颈外口，而且产妇多体质虚弱，细菌容易从阴道侵入胎盘剥离面，而引发感染。

### 四、治疗原则

前置胎盘的治疗原则是：抑制宫缩、制止出血、纠正贫血、预防感染。根据孕妇的阴道流血量、有无休克、妊娠周数、产次、胎位、胎儿是否存活，是否临产等综合分析，正确选择结束分娩的时间和方法。

1. 期待疗法　目的是在保证孕妇安全的前提下尽可能延长孕周，接近或达到足月，减少早产，提高围生儿存活率。适用于妊娠 < 34 周、估计胎儿体重 < 2 000g、胎儿存活、阴道流血不多、一般情况良好的孕妇。患者需绝对卧床休息，禁忌性生活及阴道检查，血止后方可适量活动。一旦出现阴道流血，

应住院治疗，密切监测阴道流血量及胎儿在宫内的情况。

2. 终止妊娠　如下所述。

（1）指征：孕妇反复多量出血甚至休克者，无论胎儿是否成熟，为了孕妇安全，需终止妊娠；胎龄达 36 周以上，胎儿成熟度检查提示胎儿肺成熟者；胎龄未达 36 周，出现胎儿窘迫；胎儿已死亡或发现难以存活的畸形。

（2）分娩方式：剖宫产是前置胎盘终止妊娠的主要方式，其优点是可短时间内结束分娩，对母儿相对安全。适用于完全性前置胎盘持续大量流血；部分性和边缘性前置胎盘出血多，胎龄达 36 周以上短时间内不能结束分娩者。阴道分娩适用于边缘性前置胎盘，枕先露，阴道流血不多，短时间能结束分娩者。护理目标在于保证孕妇能以最佳身心状态接受手术及分娩过程。

## 五、护理评估

1. 健康史　仔细询问个人健康史，尤其注意孕产史中有无剖宫产术、人工流产术及子宫内膜炎等前置胎盘的易发因素；妊娠过程中特别是孕 28 周后，是否出现无痛性、无诱因、反复阴道流血，详细记录具体经过及治疗情况。

2. 身心状况　患者的一般状况与阴道出血量的多少密切相关。大量出血时可表现为面色苍白、脉搏细速、血压下降等休克症状。

孕妇及其家属可因突然阴道流血而感到恐惧或焦虑，担心孕妇的健康和胎儿的安危，显得恐慌、紧张、手足无措等。

3. 相关检查　包括以下几种。

（1）产科检查：子宫大小与停经月份相符，胎方位清楚，胎先露高浮，胎心多正常，也可因孕妇失血过多导致胎心异常或消失。前置胎盘位于子宫下段前壁时，可于耻骨联合上方听到胎盘血管杂音。临产后检查，宫缩为阵发性，间歇期子宫肌完全放松。

（2）超声波检查：B 型超声可清楚显示胎盘与子宫颈的位置，并确定前置胎盘的类型，且可反复检查，准确性达 95% 以上，是目前诊断前置胎盘最安全、有效的首选方法。

（3）阴道检查：一般不主张应用。仅适用于终止妊娠前为明确诊断并决定分娩方式。必须在有输液、输血及手术的条件下方可进行。若诊断已明确或流血过多不应再作阴道检查。怀疑前置胎盘的个案，切忌肛查。

（4）产后检查胎盘及胎膜：前置部位胎盘可见陈旧性血块附着，呈黑紫色或暗红色，若其位于胎盘边缘，且胎膜破口距离胎盘边缘小于 7cm，则为部分性前置胎盘。如行剖宫产术，术中可直接了解胎盘附着部位，明确诊断类型。

## 六、护理诊断 / 合作性问题

1. 有感染的危险　前置胎盘剥离面靠近子宫颈口，细菌易经阴道上行感染。
2. 潜在并发症　出血性休克。

## 七、护理目标

1. 接受期待疗法的孕妇，血红蛋白不再继续下降，胎龄达到或接近足月。
2. 产妇产后未发生产后出血和产褥感染。

## 八、护理措施

根据病情需要立即终止妊娠的孕妇，即应采取去枕侧卧位，开放静脉，交叉配血，做好输血、输液准备。在抢救休克的同时，按腹部手术患者的护理进行术前准备，做好母儿生命体征监护以及抢救准备工作。接受期待疗法的孕妇的护理如下：

1. 保证休息，减少刺激　孕妇需住院观察，绝对卧床休息，尤以左侧卧位为佳，每日定时间断吸氧，每日 3 次，每次 20 ~ 30 分钟，以提高胎儿血氧供应。此外，还应避免各种刺激，以减少出血机会。医护人员进行腹部检查时动作要轻柔，禁做阴道检查和肛查。

2. 纠正贫血　加强饮食营养指导，建议孕妇高蛋白饮食及食用富含铁的食物，如动物肝脏、绿叶蔬菜和豆类等，必要时给予口服硫酸亚铁、输血等措施，以纠正贫血，增强孕妇机体抵抗力，促进胎儿发育。

3. 监测生命体征，及时发现病情变化　密切观察并记录孕妇的生命体征及一般状况，阴道流血的量、色及流血时间，严密监测胎儿宫内状态，按医嘱及时完成相关的实验室检查，进行交叉配血备用，发现异常及时报告医师并积极配合处理。

4. 预防产后出血和感染

（1）产妇返回病房休息后，密切观察产妇的生命体征和阴道流血情况，发现异常及时报告医师处理，以防止或减少产后出血的发生。

（2）胎儿娩出后，及早使用宫缩剂，以预防产后大出血；对新生儿严格按照高危儿护理。

（3）及时更换会阴垫，以保持会阴部清洁、干燥。

5. 健康教育　护士需加强对孕妇的管理和宣教。指导围孕期女性避免吸烟、酗酒等不良行为，避免多次刮宫、引产或宫内感染，防止多产，减少子宫内膜损伤或子宫内膜炎。对于妊娠期出血，无论阴道流血量多少均应及时就医，做到及时诊断，正确处理。

## 九、护理评价

1. 接受期待疗法的孕妇，胎龄接近（或达到）足月时终止妊娠。
2. 产妇产后未出现产后出血和产褥感染。

# 第七节　胎盘早剥

妊娠 20 周后或分娩期，正常位置的胎盘在胎儿娩出前，部分或全部从子宫壁剥离，称为胎盘早剥（placental abruption）。胎盘早剥是妊娠晚期的一种严重并发症，起病急、进展迅速，若处理不及时，可危及母儿生命。国内发生率 0.46% ~ 2.1%，国外发生率 1% ~ 2%。

## 一、病因

胎盘早剥的发病机制尚未完全阐明，其发病可能与以下因素有关。

1. 孕妇血管病变　胎盘早剥孕妇多并发妊娠期高血压疾病、慢性高血压、慢性肾脏疾病以及全身血管病变等。上述疾病可致底蜕膜螺旋小动脉痉挛或硬化，引起远端毛细血管缺血坏死以致破裂出血，形成血肿，导致该处胎盘与子宫壁剥离。

2. 机械性因素　外伤（特别是腹部直接受撞击）、行外倒转术矫正胎位时，可因血管破裂诱发胎盘早剥。脐带过短或绕颈、绕体等，在分娩过程中由于胎先露部下降牵拉脐带，导致胎盘早剥。

3. 子宫内压力突然下降　双胎妊娠的第一胎儿娩出过快或羊水过多破膜时羊水流出过快，可使宫腔内压力骤然降低，子宫突然收缩，导致胎盘自子宫壁剥离。

4. 子宫静脉压突然升高　见于妊娠晚期或临产后，孕妇长时间仰卧位时，巨大的子宫压迫下腔静脉，回心血量减少，血压下降，而子宫静脉压升高，导致蜕膜静脉瘀血或破裂，诱发部分或全部胎盘自子宫壁剥离。

5. 其他　如吸烟、吸毒、营养不良、子宫肌瘤（尤其是胎盘附着部位肌瘤）、胎膜早破、孕妇有血栓形成倾向等与胎盘早剥具有相关性。此外，有胎盘早剥史的患者再次妊娠发生胎盘早剥的可能性增加。

## 二、类型及病理生理

胎盘早剥的主要病理变化是底蜕膜出血，形成血肿，使胎盘自附着处剥离。可分为三种病理类型：显性、隐性、混合性剥离（图6-6）。

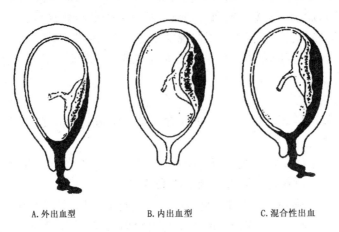

A. 外出血型　　　　　B. 内出血型　　　　　C. 混合性出血

**图6-6　胎盘早剥的分类**

1. 显性剥离（revealed abruption）或外出血　若底蜕膜出血少，剥离面小，血液很快凝固，临床多无症状；若底蜕膜出血增加，形成胎盘后血肿，使胎盘的剥离部分不断扩大，当血液冲开胎盘边缘，沿胎膜与子宫壁之间经宫颈管向外流出，即为显性剥离或外出血，大部分胎盘早剥属于这种类型。

2. 隐性剥离（concealed abruption）或内出血　血液在胎盘后形成血肿使剥离面逐渐增大，当血肿不断增大，胎盘边缘仍附着于子宫壁上，或胎头已固定于骨盆入口，使血液积存于胎盘与子宫壁之间不能外流，即为隐性剥离或内出血。

3. 混合性出血（mixed hemorrhage）　当内出血过多时，胎盘后血肿内压力增加，血液可冲开胎盘边缘与胎膜，经宫颈管外流，形成混合性出血。偶有出血穿破羊膜而溢入羊水中，使羊水成为血性羊水。

胎盘早剥内出血严重时，可发生子宫胎盘卒中（uteroplacental apoplexy）。积聚于胎盘与子宫壁之间的血液，随血肿压力增大，血液浸入子宫肌层，引起肌纤维分离，甚至断裂、变性，当血液侵及子宫浆膜层时，子宫表面呈蓝紫色瘀斑，尤其在胎盘附着处更明显，称为子宫胎盘卒中。此时，由于肌纤维受血液浸渍，收缩力减弱，可出现宫缩乏力性产后出血。

严重的胎盘早剥可发生弥漫性血管内凝血（DIC）。从剥离处的胎盘绒毛和蜕膜中释放大量的组织凝血活酶，进入母体循环，激活凝血系统，发生弥漫性血管内凝血。

子宫胎盘卒中可致产后出血，合并DIC时，更易出现难以纠正的产后出血和急性肾衰。

## 三、临床表现

国内外对胎盘早剥的分类不同，目前多采用Sher（1985）分法，根据病情严重程度，分为3度：

Ⅰ度：胎盘剥离面通常不超过胎盘的1/3，以外出血为主，多见于分娩期。主要症状为阴道流血，多无腹痛或轻微腹痛，贫血体征不显著。腹部检查：子宫软，宫缩有间歇，腹部压痛不明显或仅局部轻压痛，子宫大小与妊娠周数相符，胎位清楚，胎心率多正常，有时症状与体征均不明显，只在产后检查胎盘时，见胎盘母体面有凝血块及压迹，发现胎盘早剥。

Ⅱ度：胎盘剥离面约为胎盘的1/3，常为内出血或混合性出血，有较大的胎盘后血肿，多见于重度妊娠期高血压疾病。主要症状为突然发生的持续性腹痛和（或）腰酸、腰痛，其程度与胎盘后积血多少有关，积血越多疼痛越剧烈。可无阴道流血或仅有少量阴道流血，贫血程度与外出血量不相符。腹部检查：触诊子宫压痛明显，尤以胎盘附着处最明显。子宫比妊娠周数大，且随着胎盘后血肿的不断增大，宫底随之升高，压痛也更明显。宫缩有间歇，胎位可扪及，胎心清楚。

Ⅲ度：胎盘剥离面超过胎盘的1/2，临床上常呈现休克状态，且休克程度与母体失血量相关。腹部检查：子宫处于高张状态，硬如板状，间歇期不能放松，因此胎位触不清楚。胎儿多因严重缺氧缺血而死亡。

## 四、治疗原则

胎盘早剥的治疗原则为积极抢救休克，及时终止妊娠，积极防治并发症。终止妊娠的方法需根据孕妇胎次、早剥的严重程度、胎儿宫内状况以及宫口开大等情况而定。积极处理并发症，如凝血功能障碍、产后出血以及急性肾衰等。

## 五、护理评估

1. 健康史　孕妇在妊娠晚期或临产时突然发生剧烈腹痛，并有急性贫血或休克表现，需高度重视。护士需结合有无妊娠期高血压疾病或高血压病史、慢性肾炎史、胎盘早剥史、仰卧位低血压综合征史及外伤史等，进行仔细全面评估。

2. 身心状况　Ⅰ度胎盘早剥患者症状多不明显。Ⅲ度患者可出现恶心呕吐，面色苍白、出汗、脉弱以及血压下降等休克征象；患者可无阴道流血或少量阴道流血及血性羊水，贫血程度与外出血量不相符。腹部检查：子宫硬如板状，压痛，以胎盘附着处最显著，若胎盘附着于子宫后壁，子宫压痛不明显，但子宫大于妊娠周数，宫底随胎盘后血肿增大而增高。子宫多处于高张状态，偶见宫缩，宫缩间歇期不放松，胎位触不清楚。Ⅲ度胎盘早剥，胎儿多因缺氧死亡，故胎心多消失。

胎盘早剥孕妇除进行阴道流血的量颜色评估外，应还需重点评估腹痛程度、性质，密切监测孕妇的生命体征和一般情况，以及时、正确地了解孕妇的身体状况。胎盘早剥孕妇入院时情况多危急，孕妇和家属常感到高度紧张和恐惧。

3. 相关检查

（1）产科检查：可通过四步触诊法判定胎方位、胎心情况、宫高变化以及腹部压痛范围和程度等。

（2）B 型超声检查：可协助了解胎盘部位及胎盘早剥的类型，明确胎儿大小及存活情况。B 型超声图像显示正常位置的胎盘应紧贴子宫体部后壁、前壁或侧壁，若胎盘与子宫壁之间有血肿时，在胎盘后方出现一个或多个液性暗区，并见胎盘增厚。若胎盘后血肿较大时能见到胎盘胎儿面凸向羊膜腔，甚至使子宫内的胎儿偏向对侧。若血液渗入羊水中，见羊水回声增强、增多，系羊水混浊所致。当胎盘边缘已与子宫壁分离时，未形成胎盘后血肿时，则见不到上述图像，故 B 型超声诊断胎盘早剥具有一定的局限性。重型胎盘早剥常伴有胎心、胎动消失。

（3）实验室检查：主要了解患者贫血程度、凝血功能及肾功能。若并发 DIC 时，需进行筛选试验（血小板计数、凝血酶原时间、纤维蛋白原测定），结果可疑者可做纤溶确诊试验（凝血酶时间、优球蛋白溶解时间、血浆鱼精蛋白副凝试验）。

## 六、护理诊断 / 合作性问题

1. 恐惧　与胎盘早剥起病急、进展快，危及母儿生命有关。
2. 预感性悲哀　与死产、切除子宫有关。
3. 潜在并发症　凝血功能障碍、产后出血和急性肾衰竭。

## 七、护理目标

1. 入院后，孕妇出血性休克症状得到控制。
2. 患者未出现凝血功能障碍、产后出血和急性肾衰竭等并发症。

## 八、护理措施

胎盘早剥是一种严重的妊娠晚期并发症，危及母儿生命。积极预防非常重要。健全孕产妇三级保健制度，加强产前检查，积极预防与及时治疗妊娠期高血压疾病，对合并有慢性肾炎、慢性高血压等高危妊娠的孕妇应加强管理；妊娠晚期避免长时间仰卧位及腹部外伤；胎位异常行外倒转术纠正胎位时，操作必须轻柔，处理羊水过多或双胎分娩时，避免宫腔内压骤然降低等。对于已诊断为胎盘早剥的患者，护理措施如下。

1. 纠正休克，改善患者一般情况　护士需迅速开放静脉，积极补充血容量，及时输入新鲜血，既可补充血容量，又能补充凝血因子。同时，密切监测胎儿状态。

2. 严密观察病情变他，及时发现并发症　凝血功能障碍者表现为子宫出血不凝，皮下、黏膜或注射部位出血，有时有尿血、咯血及呕血等现象；急性肾衰竭者可表现为尿少或无尿。护士需高度重视上述症状，一旦发现，立即报告医师并积极配合处理。

3. 为终止妊娠做好准备　一经确诊，为抢救母儿生命需及时终止妊娠，减少并发症的发生。分娩方式需依据孕妇病情轻重、胎儿官内状况、产程进展、胎产式等具体情况而定，护士应积极做好相应的配合与准备。

4. 预防产后出血　胎盘早剥的产妇胎儿娩出后易发生产后出血，因此分娩前需配血备用，分娩时开放静脉，分娩后应及时给予宫缩剂，配合按摩子宫，必要时按医嘱做好切除子宫的术前准备。未发生出血者，产后仍需加强生命体征的观察，预防晚期产后出血的发生。

5. 产褥期护理　患者在产褥期需加强营养，纠正贫血。更换消毒会阴垫，保持会阴清洁，防止感染。根据孕妇身体状况给予母乳喂养指导。死产者及时给予退乳措施，可在分娩后24h内尽早服用大剂量雌激素，同时紧束双乳，少进汤类；水煎生麦芽当茶饮；针刺足临泣、悬钟等穴位等。

## 九、护理评价

1. 母亲顺利分娩，婴儿平安出生。
2. 患者未出现并发症。

# 第八节　妊娠并发心脏疾病

## 一、概述

妊娠合并心脏病（包括妊娠前已有心脏病及妊娠后发现或发生心脏病）是产科严重的妊娠并发症，是导致孕产妇死亡的主要原因之一，占我国孕产妇死亡原因的第2位，位于非直接产科死因的第1位。我国1992年报道妊娠合并心脏病的发病率为1.0%。妊娠期、分娩期及产褥期均可能使心脏病患者的心脏负担加重而诱发心力衰竭。近年来，由于广谱抗生素的使用以及心血管外科的发展，风湿性心脏病的发生率呈逐年下降趋势，妊娠合并心脏病的类型构成比也发生了改变，先天性心脏病患者由于其生存质量逐渐提高而位居妊娠合并心脏病的首位，占35%～50%。此外，妊娠期高血压性心脏病、围生期心肌病、病毒性心肌炎、各类心律失常、贫血性心脏病等在妊娠合并心脏病中也占有一定比例。

## 二、妊娠、分娩及产褥期对心脏病的影响

### （一）妊娠期

随着妊娠的进展，胎盘循环的建立，母体内分泌系统发生变化，对循环血液以及氧的需求大大增加。妊娠期母体循环血量一般于妊娠第6周左右开始增加，至32～34周达高峰，比非孕时增加

30% ~ 45%，此后维持在较高水平，产后 2 ~ 6 周逐渐恢复正常。血容量增加导致心率加快，心排出量增加，心脏负担加重，妊娠早期以心排出量增加为主，妊娠 4 ~ 6 个月时增加最多，较妊娠前增加30% ~ 50%。心排出量受孕妇体位影响极大，部分孕妇出现直立性低血压系因体位改变使心排出量减少所致。妊娠中晚期则需增加心率以适应血容量的增多，分娩前 1 ~ 2 个月心率每分钟平均约增加 10 次。妊娠晚期，子宫增大，膈肌上升，心脏向左上前移位，导致心脏大血管扭曲，由于心排出量增加和心率加快，心脏负担进一步加重，导致心肌轻度肥大，易使患心脏病的孕妇发生心力衰竭。

### （二）分娩期

分娩期是孕妇血流动力学变化最显著的阶段，为心脏负担最重的时期。在第一产程中，每次子宫收缩有 250 ~ 500mL 血液被挤至体循环，使回心血量增加，心排血量约增加 24%，心脏负担增加。第二产程时由于孕妇屏气用力，先天性心脏病孕妇有时可因肺循环压力增加，使原来左向右分流转为右向左分流而出现发绀。另外，由于腹肌、膈肌也参与收缩活动，使回心血量进一步增加，外周阻力增大；故第二产程心脏负担最重。第三产程，胎儿胎盘娩出后，子宫迅速缩小，胎盘循环停止，腹腔内压力骤减，大量血液进入体循环，血液易瘀滞于内脏，回心血量急剧下降。这些因素均引起孕妇血流动力学的改变，加重其心脏负担，此时，患心脏病孕妇极易发生心力衰竭。

### （三）产褥期

产褥期的最初 3 日内仍是心脏负担较重的时期。子宫缩复使大量血液进入体循环，同时产妇孕期体内组织间潴留的液体也开始回到体循环，使血容量再度增加，易诱发心力衰竭。而妊娠期出现的一系列心血管变化，在产褥期尚不能立即恢复到孕前状态，加之产妇伤口和宫缩疼痛、分娩疲劳、新生儿哺乳等负担，心脏病孕妇此时仍应警惕心力衰竭的发生。

综上所述，从妊娠、分娩及产褥期对心脏的影响看，妊娠 32 ~ 34 周后、分娩期（特别是第二产程）及产褥期的最初 3 日内，是患有心脏病的孕妇最危险的时期，易发生心力衰竭，护理时应重点监护。

## 三、妊娠并发心脏病对妊娠、分娩的影响

心脏病一般不影响受孕。对心脏病变较轻、心功能Ⅰ~Ⅱ级、既往无心力衰竭史亦无并发症者，可以妊娠，但需密切监护，适当治疗。有下列情况者一般不宜妊娠：心脏病变较重、心功能Ⅲ级或Ⅲ级以上、既往有心力衰竭史、有肺动脉高压、右向左分流型先天性心脏病、严重心律失常、风湿热活动期、心脏病并发细菌性心内膜炎、急性心肌炎等。年龄在 35 岁以上，心脏病病程较长者，也不宜妊娠，因其发生心力衰竭的可能性极大。

妊娠期孕妇如心功能正常，大部分能顺利地度过妊娠期，胎儿相对安全，剖宫产机会多。但是某些治疗心脏病的药物对胎儿存在潜在的毒性反应，如地高辛可自由通过胎盘到达胎儿体内。不宜妊娠者一旦妊娠后有心功能恶化者，则可因缺氧而导致流产、早产、死胎、胎儿生长受限和胎儿宫内窘迫的发生率明显增加，甚至胎死宫内，其围生儿死亡率是正常妊娠的 2 ~ 3 倍。

## 四、心脏病孕妇的心功能分级

纽约心脏病协会（NYHA）依据患者生活能力状况，将心脏病孕妇心功能分为 4 级。

心功能Ⅰ级：一般体力活动不受限制。

心功能Ⅱ级：一般体力活动稍受限制，活动后心悸、轻度气短，休息时无症状。

心功能Ⅲ级：一般体力活动明显受限制，休息时无不适，轻微日常工作即感不适、心悸、呼吸困难或既往有心力衰竭史者。

心功能Ⅳ级：一般体力活动严重受限制，不能进行任何体力活动，休息时有心悸、呼吸困难等心力衰竭表现。

此种分级方案简便易行，但主要依据为主观症状，缺少客观检查指征。1994 年美国心脏病协会（AHA）对 NYHA 的心功能分级方案进行修订后，临床分级将患者的两种分级并列，如心功能Ⅱ级 C。第一种为

上述的 4 级方案，第二种为客观地评估，即根据客观检查：如心电图、负荷试验、X 线摄片、超声心动图等评估心脏病变程度，分为 A、B、C、D4 级：

A 级：无心血管疾病客观依据。

B 级：有轻度心血管疾病的客观依据。

C 级：有中度心血管疾病的客观依据。

D 级：有严重心血管疾病表现的客观依据。

在检查中轻、中、重的标准未做具体规定，由医师根据检查做出判定。

## 五、护理评估

### （一）健康史

1. 孕妇就诊时，护士除了采集一般产科病史之外，应注意收集与心脏病有关的既往史，相关检查、心功能状态及诊疗经过、病情有无加重等。

2. 通过产前检查，连续、动态地观察孕妇的心功能状态。

3. 了解有无诱发心力衰竭的潜在因素存在，如重度贫血、上呼吸道感染、妊娠期高血压疾病、产后发热、产褥感染、乳胀、过度疲劳、心房颤动等。

4. 询问孕妇对妊娠的适应状况及遵医行为，如药物的使用、日常活动、睡眠与休息、营养与排泄等。

### （二）临床表现

1. 早期心力衰竭的临床表现　妊娠合并心脏病的孕妇，若出现下列症状和体征，应考虑为早期心力衰竭：①轻微活动后即有胸闷、气急及心悸；②休息时心率 > 110 次 / 分，呼吸 > 20 次 / 分；③夜间常因胸闷而需坐起，或需到窗口呼吸新鲜空气；④肺底部出现少量持续性湿啰音，咳嗽后不消失。

2. 典型心力衰竭的临床表现

（1）左侧心力衰竭：①症状：程度不同的呼吸困难（劳力性呼吸困难、夜间阵发性呼吸困难、端坐呼吸、急性肺水肿）；咳嗽、咳痰、咯血；乏力、疲倦、心慌、头晕；少尿、肾功能损害症状（血尿素氮、肌酐升高）。②体征：肺部湿啰音；心脏体征（除心脏病固有体征外，尚有心脏扩大、肺动脉瓣区第二心音亢进及舒张期奔马律）。

（2）右侧心力衰竭：以体静脉瘀血的表现为主。①症状：消化道症状（腹胀、食欲缺乏、上腹部胀痛、恶心、呕吐等）；劳力性呼吸困难。②体征：颈静脉征阳性，肝大，下肢水肿，心脏体征（可因右心室显著扩大而出现三尖瓣关闭不全的反流性杂音）。

（3）全心衰竭：以上临床表现同时存在。右侧心力衰竭继发于左侧心力衰竭而形成全心衰竭。出现右侧心力衰竭后，阵发性呼吸困难等肺瘀血症状有所减轻。而左侧心力衰竭则以心排血量减少的相关症状和体征为主，如疲乏、无力、头晕、少尿等。

### （三）辅助检查

1. X 线检查　X 线胸片示心界扩大（包括心房或心室扩大）。

2. 心电图检查　心电图提示各种心律失常，ST 段改变。

3. 二维超声心动图检查　可提示心脏结构及各瓣膜异常情况。

4. 胎儿电子监护仪　提示胎儿宫内健康状况。做无应激试验（NST）可以观察胎动时胎心音的变化情况；NST 无反应者，需作缩宫素激惹试验（OCT）以了解宫缩时胎心音的变化情况；若孕妇已有自然宫缩，做宫缩应激试验（CST），观察宫缩时胎心音的变化情况。

5. 实验室检查　血、尿常规分析，胎儿胎盘功能的检查，如尿雌三醇、雌激素与肌酐比值的动态观察。

### （四）心理 - 社会评估

重点评估孕产妇及家属的焦虑程度、社会支持系统是否得力、对有关妊娠合并心脏病知识的掌握情况以及是否积极配合治疗等。随着妊娠的进展，心脏负担逐渐加重，由于缺乏相关知识，多数孕妇担心自己和胎儿的健康状况，以及是否能安全度过分娩期，孕产妇及家属的心理负担较重，甚至产生焦虑和恐惧心理。在分娩期，孕妇通常精神紧张，表现为不合作，渴望医护人员、家属及亲友陪伴身旁。产褥期，也应注意评估产妇的心理反应，如产后分娩顺利，母子平安，产妇则逐渐表现出情感性和动作性护理婴儿的技能；如分娩经过不顺利，婴儿发生异常或者意外时，产妇则出现自责、抑郁，少言寡语等反应。因此在重点评估孕产妇母亲角色的获得及其心理状况的同时，还要仔细评估产妇的社会支持系统、家人及新生儿需要的反应等。

### （五）治疗原则

心脏病孕产妇的治疗原则是防治心力衰竭和严重感染。

1. 非孕期　根据心脏病的类型、程度及心功能情况，确定患者能否妊娠。对不宜妊娠者，指导其采取正确的避孕措施。

2. 妊娠期

（1）终止妊娠：对不宜妊娠者，应在妊娠 12 周前行人工流产术，局麻下吸宫术是最适合的选择，但孕妇年龄越大，风险越高；妊娠超过 12 周时，终止妊娠必须行较复杂手术，其危险性不亚于继续妊娠和分娩。已发生心力衰竭者，则必须在心力衰竭控制后再终止妊娠。对顽固性心力衰竭的患者，为减轻其心脏负荷，应与内科医师配合治疗，在严密监护下行剖宫取胎术。

（2）定期产前检查：若早期发现心力衰竭征象，则立即住院治疗。

（3）避免过度劳累和情绪激动：应充分休息，保证每日睡眠 10 小时以上。

（4）合理饮食：高蛋白、高纤维素、低盐、低脂肪饮食。孕期体重增加不应超过 10kg，以免加重心脏负担。

（5）积极防止和及早纠正各种妨碍心脏功能的因素：预防心衰、防治感染是防止心脏病孕产妇病情加重的重点。

（6）治疗心力衰竭：对有早期心力衰竭表现的孕妇，常选用作用和排泄较快的洋地黄制剂，不要求达到饱和量，而且不主张长期应用维持量，病情好转后，就要立即停药，以备在病情变化急需加大剂量时，有快速洋地黄化的余地。妊娠晚期心力衰竭患者的处理原则是待心力衰竭控制后再行产科处理，应放宽剖宫产指征，若为严重心力衰竭，经内科处理无效，继续发展可能导致母婴死亡时，也可边控制心力衰竭边紧急剖宫产，取出胎儿，减轻母亲心脏负担，以挽救产妇生命。

3. 分娩期

（1）阴道分娩：对心功能Ⅰ～Ⅱ级、胎儿中等大小、胎位无异常且宫颈条件良好者，可在严密监测下经阴道分娩。注意加强各产程的护理。

（2）剖宫产：心功能Ⅲ级或Ⅲ级以上的初产妇、胎儿偏大或心功能Ⅱ级但宫颈条件不佳，或另有产科指征者，可选择择期剖宫产。剖宫产可减少产妇因长时间宫缩而引起的血流动力学改变，减轻心脏负担。以连续硬膜外阻滞麻醉为佳。术中、术后应严格限制输液量。不宜再妊娠者，同时行输卵管结扎术。

4. 产褥期　产后最初 3 日内，尤其是产后 24 小时内，是心力衰竭发生的危险时期，需绝对卧床休息，严密观察生命体征，同时应用广谱抗生素预防感染，一般使用 1 周时间，无感染征象时停药。饮食宜清淡，有便秘时按医嘱给予缓泻剂，以免用力排便而引起心力衰竭或血栓脱落。心功能Ⅲ级或Ⅲ级以上者不宜哺乳。不宜再妊娠者可于产后 1 周行节育术。口服避孕药易造成血栓，宫内节育器易造成菌血症，宜避免使用。对不宜哺乳者，指导正确的新生儿喂养方法。

## 六、护理诊断和医护合作性问题

1. 活动无耐力　与妊娠合并心脏病心功能差有关。
2. 自理能力缺陷　与心脏病致使活动受限及卧床休息有关。
3. 知识缺乏　缺乏有关妊娠合并心脏病的自我护理保健知识。
4. 焦虑　与担心自己无法承担分娩压力、担心新生儿健康有关。
5. 潜在并发症　心力衰竭、感染、洋地黄中毒。

## 七、计划与实施

### （一）预期目标

1. 孕产妇卧床期间基本生活需要得到满足。

2. 维持孕妇及胎儿良好的健康状态。

3. 孕产妇及家属能描述与心力衰竭、感染有关的症状，并列举有效预防心力衰竭、感染的措施，能选择合适的喂养方式。

4. 孕产妇及家属主诉焦虑、恐惧程度减轻，舒适感增加。

5. 孕产妇不发生感染，心力衰竭等并发症或并发症得到控制。

### （二）护理措施

根据孕产妇不同时期情况，选择合理的护理措施。

1. 非孕期护理　协助医生根据患者心脏病的类型、病变程度、心功能状况及是否手术矫治等因素，判断患者是否适宜妊娠。对不宜妊娠者，告诉患者采取有效的措施，严格避孕。

2. 妊娠期护理

（1）加强孕期保健：对可以妊娠者，产前检查应从确定妊娠时即开始，检查次数及间隔时间可根据病情而定，孕 20 周以前每 2 周 1 次，孕 20 周以后每周 1 次，以便及时了解孕妇心功能状况和胎儿宫内情况。必要时可进行家庭访视，以免孕妇往返劳累，加重病情。每次产前检查的内容除一般产科检查外，应重点注意心脏功能情况及变化。

（2）预防心力衰竭的发生

①适当休息与活动：适当增加休息及睡眠时间，每日至少睡眠 10 小时，并有 2 小时左右的午休时间，休息时宜采取左侧卧位或半卧位。根据患者的心功能状况，限制体力活动，避免因劳累而诱发心力衰竭。

②合理营养：应进高热量、高蛋白质、高维生素、低盐、低脂肪及富含钙、铁等矿物质的食物，且少量多餐。多吃水果及蔬菜，预防便秘。自妊娠 16 周起，限制食盐的摄入量，每日不超过 4 ~ 5g。注意出入液体量的平衡，监测体重和水肿情况，必要时监测尿量。

③积极预防和及早纠正各种损害心功能的因素：常见诱发心力衰竭的因素有上呼吸道感染、贫血及妊娠期高血压疾病等。因感染是诱发心力衰竭和产生心内膜炎及栓子形成的重要因素，因此要预防各种感染，尤其是上呼吸道感染。心脏病孕妇应尽量避免到公共场所，勿与传染病患者接触，注意保暖，预防上呼吸道感染及感冒。要做到早晚刷牙，饭后漱口，预防口腔炎症的发生。保持会阴部清洁，预防泌尿系统感染。积极预防并治疗贫血，提高患者的抵抗力，从妊娠 4 个月起补充铁剂及维生素 C。定期监测血压，观察下肢水肿及体重增加情况，及早发现并治疗妊娠期高血压疾病。

④及时控制感染：注意观察并及时发现与感染有关的征象，遵医嘱合理应用有效的抗生素。

⑤加强心理护理：耐心向孕妇及家属解释目前的健康状况，告知预防心力衰竭的有效措施，帮助其识别早期心力衰竭的症状和体征，以及出现心力衰竭以后抢救和应对措施，减轻孕妇及其家属的焦虑和恐惧心理，增加安全感。

⑥提前入院待产：心功能Ⅰ ~ Ⅱ级者，应于预产期前 1 ~ 2 周提前入院待产，心功能Ⅲ级或以上者，应立即住院治疗，保证母婴安全。

（3）急性左侧心力衰竭的紧急处理：当出现急性左侧心力衰竭后，应遵医嘱采取下列抢救措施：

①体位：患者取坐位，双腿下垂，以减少静脉回流。

②吸氧：高流量面罩给氧或加压给氧，一般将 50% 酒精置于氧气的滤瓶中，随氧气吸入。

③吗啡：5 ~ 10mg 静脉缓慢注射，可使患者镇静，减少躁动带来的心脏负荷，同时可使小血管舒张而减轻心脏负荷。必要时可间隔 15 分钟重复 1 次，共 2 ~ 3 次。

④快速利尿：呋塞米 20 ~ 40mg 静脉注射，2 分钟内推完，10 分钟见效，可维持 3 ~ 4 小时。此药除利尿作用外，还有静脉扩张作用，有利于肺水肿缓解。

⑤血管扩张剂：如硝酸甘油 0.3mg 或硝酸异山梨酯 5 ~ 10mg 舌下含服，降低肺毛细血管楔压或左

房压，缓解症状。

⑥洋地黄类药物：速效洋地黄制剂毛花苷丙 0.4mg 稀释后缓慢静脉注射，以增强心肌收缩力和减慢心率。

⑦氨茶碱：0.25g 稀释后缓慢静脉注射，可减轻支气管痉挛，缓解呼吸困难，增强心肌收缩力。

⑧其他：应用四肢轮扎方法减少静脉回心血量。

3. 分娩期护理

（1）第一产程

①提供心理支持：产程中有专人守候、观察，安慰及鼓励患者，及时解答患者提出的问题，尽量解除患者的思想顾虑与紧张情绪，使保持情绪稳定。及时与家属联系，减轻家庭主要成员的焦虑。

②减轻不适感：宫缩时，为减轻由宫缩引起的腹部不适感，可指导患者做深呼吸运动或腹部按摩，如腹部有监护仪可按摩大腿，以转移患者的注意力。对宫缩痛反应较强者，在宫口开大 3cm 后，可按医嘱使用镇静剂（如地西泮 10mg）或镇痛药（如哌替啶 100mg），以使产妇充分休息，避免疲劳。

③观察母儿情况：严密观察产妇的心率、脉搏、呼吸等生命体征的变化，每 15 分钟测量 1 次。注意心功能变化，必要时吸氧，或根据医嘱给以强心药物，同时观察用药后的反应。监测胎儿宫内情况，每 30 分钟监测 1 次胎心音。

④严密观察产程进展情况：充分利用产程图来观察产程进展情况。凡产程进展不顺利（宫缩无力、产程停滞等）或心功能不全有进一步恶化者，应立即报告医师并做好剖宫产终止妊娠的术前准备。

⑤预防感染：临产后，遵医嘱给予抗生素预防感染，直至产后 1 周左右时间。

（2）第二产程

①尽量缩短第二产程：宫口开全后应尽量缩短第二产程，行阴道助产术（产钳术或胎头吸引术），避免产妇屏气用力，以减轻心脏负荷。

②密切观察母儿情况：严密观察产妇的心率、脉搏、呼吸等生命体征的变化、心功能变化及胎儿宫内情况，必要时给予吸氧或根据医嘱给予药物治疗，观察用药后的反应。

③做好新生儿抢救的准备工作。

（3）第三产程

①腹部加沙袋压迫：胎儿娩出后，立即腹部放置 1 ~ 2kg 重沙袋持续 24 小时。以防腹压骤降，周围血液涌向内脏而增加心脏负荷。

②镇静、休息：按医嘱立即给产妇皮下注射吗啡 5 ~ 10mg，以镇静、减慢心率。同时给予心理支持，保证产妇安静休息。

③预防产后出血：产后子宫收缩不良者，应按摩子宫，同时可静脉或肌内注射缩宫素 10 ~ 20U，预防产后出血的发生。注意禁用麦角新碱，以免静脉压增高而发生心力衰竭。产后出血过多者应遵医嘱输血，但应严格控制输血、输液速度，预防心力衰竭。

4. 产褥期护理

（1）预防心力衰竭的发生：产褥早期尤其产后 72 小时内仍应密切观察产妇的生命体征及心功能变化情况，详细记录出入量，以早期发现心功能不全的症状，防止心力衰竭的发生。

（2）保证充足的休息：产后应保证产妇充足的睡眠和休息，宜采取左侧卧位或半坐卧位，必要时遵医嘱给予小剂量口服镇静剂（苯巴比妥、地西泮等）。产后 24 小时内应绝对卧床休息，病情轻者，产后 24 小时后根据患者的心功能情况，可适当下地活动。

（3）预防便秘：注意饮食清淡、合理，多吃蔬菜和水果，必要时使用缓泻剂。

（4）预防感染：观察产妇会阴伤口或腹部伤口情况、恶露量及性状等，每日冲洗会阴 2 次，保持会阴部清洁、舒适。预防感染性心内膜炎的发生，产后应继续用抗生素 1 周或更长时间。

（5）选择合适的喂养方式：心功能Ⅰ ~ Ⅱ级的产妇可以哺乳，但应避免劳累。心功能Ⅲ级或以上者不宜哺乳，应及时回乳，指导并协助其家属人工喂养。

（6）提供适宜的避孕措施：不宜妊娠的患者需做绝育术者，如心功能良好应于产后 1 周手术，如有心力衰竭，待心力衰竭控制后行绝育手术；未做绝育术者要严格避孕。

### （三）健康指导

妊娠期指导孕妇了解自身情况，严格产前检查；向孕妇讲解妊娠与心脏病相互影响、诱发心力衰竭的常见因素及预防方法、早期心力衰竭的识别及处理以及母乳喂养等其他产前健康教育知识等，帮助孕妇及家属适应妊娠所造成的压力，缓解焦虑情绪。指导产妇保持会阴部清洁及干燥，每日清洗会阴部 2 ~ 3次，防止产后出血、感染等并发症发生。产后指导产妇进食软、热、多汤、营养丰富、易消化的半流质食物，忌生、冷、硬及刺激性食物，并做到定时、少量多餐，每日 5 ~ 6 餐。指导产妇根据自身情况选择合适的避孕措施。嘱其根据病情需要，随时返院就诊。

## 八、护理评价

患有心脏病的孕妇住院期间能顺利经过妊娠、分娩和产褥早期，母儿健康状况良好；患者能列举心功能不全的常见表现及预防感染的自我保健措施；产妇选择的喂养方式得当；出院时，产妇无并发症的发生；孕产妇及家属的焦虑、恐惧程度减轻。

# 第九节　妊娠并发糖尿病

## 一、概述

糖尿病是一组由多种病因引起的以慢性血糖水平增高为特征的全身性代谢疾病群，是因胰岛素绝对或相对分配不足而引起糖、脂肪和蛋白质代谢异常，并可引起眼、肾、神经、血管、心脏等组织的慢性进行性病变，导致功能缺陷及衰竭。妊娠期糖尿病包括两种情况。

糖尿病合并妊娠孕妇在妊娠前已明确诊断为糖尿病患者，是在原有糖尿病基础上合并妊娠或者妊娠前为隐性糖尿病，妊娠后发展为糖尿病。该类型占妊娠合并糖尿病总数的 10% ~ 20%。

妊娠期糖尿病（CDM）：妊娠期首次发现或发生的任何程度的糖耐量异常及糖尿病引起的不同程度的高血糖，不论是否需要胰岛素治疗，也不论分娩后这一情况是否持续，均可诊断为妊娠期糖尿病。该类型占妊娠合并糖尿病总数的 80% 以上，占总妊娠数的 1% ~ 5%。大多数 GDM 患者分娩后糖代谢能恢复正常，但是 20% ~ 50% 转为 2 型糖尿病，故应定期随访。

妊娠合并糖尿病对母儿都有很大的危害，属高危妊娠。自胰岛素用于临床治疗后，情况明显改善，围生儿死亡率由原来的 60% 下降至 3%。但由于妊娠期糖尿病的临床过程比较复杂，母婴并发症较高，故必须加以重视。

依据患者发生糖尿病的年龄、病程以及是否存在血管并发症等对妊娠合并糖尿病进行分期（White分类法），有助于判断病情的严重程度及预后。

A 级：妊娠期诊断的糖尿病。

A1 级：经控制饮食，空腹血糖 < 5.3mmol/L，餐后 2 小时血糖 < 6.7mmol/L。

A2 级：经控制饮食，空腹血糖 ≥ 5.3mmol/L，餐后 2 小时血糖 ≥ 6.7mmol/L。

B 级：显性糖尿病，20 岁以后发病，病程 < 10 年。

C 级：发病年龄 10 ~ 19 岁，或病程达 10 ~ 19 年。

D 级：10 岁前发病，或病程 ≥ 20 年，或合并单纯性视网膜病。

F 级：糖尿病性肾病。

R 级：眼底有增生性视网膜病变或玻璃体积血。

H 级：冠状动脉粥样硬化性心脏病。

T 级：有肾移植史。

### 二、妊娠、分娩对糖尿病的影响

妊娠可使隐性糖尿病显性化，使既往无糖尿病的孕妇发生妊娠期糖尿病，使原有糖尿病患者的病情加重。

#### （一）妊娠期

1. 空腹血糖偏低　妊娠早中期，随着孕周的增加，胎儿对营养物质需求量增加，通过胎盘从母体获取葡萄糖是胎儿能量的主要来源，孕妇血浆葡萄糖水平随着妊娠的进展而降低，空腹血糖约降低10%。主要因为：①胎儿从母体获取葡萄糖增加；②孕期肾血浆流量及肾小球滤过率均增加，但肾小管对糖的再吸收率不能相应增加，导致部分孕妇排糖量增加；③早孕反应以及妊娠后孕妇体内激素水平变化刺激胰岛素分泌等因素，使孕妇的血糖尤其是空腹血糖低于非孕时的水平。因此，妊娠早期，应用胰岛素治疗的孕妇如果未及时调整胰岛素用量，部分患者可能会出现低血糖。

2. 胰岛素需要量增加和糖耐量减低　随着妊娠的进展，血容量增加、血液稀释，胰岛素相对不足；胎盘分泌胎盘催乳素及雌、孕激素等，导致机体对胰岛素抵抗作用增强，加之胎盘能分泌胎盘胰岛素酶，使胰岛素降解加快。因此孕妇对胰岛素的需要量较非孕期增加近一倍。另外，人胎盘生乳素通过脂解作用使非脂化脂肪酸、三酰甘油及游离皮质醇增加，使孕妇对胰岛素的敏感性随妊娠周数的增加而降低，从而降低糖耐量。对于胰岛素分泌功能受限的孕妇，随着妊娠的进展，其原有的糖尿病病情加重或发生妊娠期糖尿病。

3. 酮症酸中毒　妊娠期妇女由于体内激素水平变化，脂解作用增强，酮体生成增加，而各种原因导致的低血糖可以使脂解作用进一步加强，孕妇极易发生酮症酸中毒。

#### （二）分娩期

分娩过程中，子宫收缩消耗大量糖原，加之产妇进食减少，若不及时减少胰岛素用量，容易发生低血糖。

#### （三）产褥期

由于胎盘的排出和全身内分泌激素逐渐恢复至未孕水平，使机体对胰岛素的需要量减少，如产后不及时调整胰岛素的用量，部分患者可能会出现血糖过低或过高，严重者甚至导致低血糖昏迷及酮症酸中毒。

### 三、糖尿病对孕妇、胎儿及新生儿的影响

#### （一）对孕妇的影响

1. 自然流产率增加　糖尿病妇女自然流产率达15%～30%，主要原因为高血糖使胚胎发育异常甚至死亡。因此糖尿病妇女应在血糖控制后妊娠。

2. 羊水过多发生率增加　较非糖尿病妇女高10倍以上，原因不明，可能与羊水中含糖量过高刺激羊膜分泌增加有关。羊水过多可使胎膜早破和早产的发生率增加。

3. 妊娠期高血压疾病发生率增加　糖尿病患者多有小血管内皮细胞增厚、管腔狭窄，容易并发妊娠期高血压疾病，因此，糖尿病患者的妊娠期高血压疾病发病率比普通孕妇高4～8倍。子痫、胎盘早剥、脑血管意外的发生率亦相对较高。

4. 孕产妇泌尿生殖系统感染机会增加　糖尿病患者的白细胞有多种功能缺陷，其吞噬作用、杀菌作用、趋化性明显下降。因此，糖尿病妇女在妊娠及分娩时，泌尿生殖系统极易感染，甚至发展为败血症。

5. 异常分娩率增加　因巨大儿发生率高且孕妇对糖原利用不足使产程延长，故剖宫产率相应增加。

6. 产后出血率增加　由于糖利用不足，能量不够，产妇常发生产程延长或由于产后宫缩乏力导致产后出血。

#### （二）对胎儿、新生儿的影响

1. 巨大儿发生率增加　新生儿体重超过4 000%者，称为巨大儿。妊娠合并糖尿病妇女生育巨大儿的概率高达25%～42%。这可能由于糖尿病孕妇血糖高，葡萄糖可通过胎盘进入胎儿血循环，但胰岛

素则不能通过，导致胎儿长期处于高血糖状态，刺激胎儿产生大量胰岛素，促进蛋白、脂肪的合成及抑制脂解作用，使胎儿全身脂肪聚集，故巨大儿发生率增加。

2. 畸形胎儿发生率增加　畸形胎儿发生率为6%～8%，是非糖尿病妊娠妇女的3倍，可能与糖尿病病程及血糖控制水平（尤其是孕7周以前的控制水平）有关，高血糖及治疗糖尿病的药物可能是致畸的主要原因。

3. 胎儿生长受限发生率增加　妊娠早期高血糖有抑制胚胎发育的作用，导致胚胎发育落后。糖尿病合并微血管病变者，胎盘血管常出现异常，影响胎儿发育。

4. 围生期死亡率增加　糖尿病患者往往有严重的血管病变或产科并发症，影响胎盘的血液供应，从而引起死胎或死产。

5. 新生儿肺透明膜病发生率增加　高血糖刺激胎儿胰岛素分泌增加，形成高胰岛素血症，后者具有拮抗糖皮质激素促进胎儿肺泡Ⅱ型细胞表面活性物质合成及释放的作用，使肺表面活性物质产生及分泌减少，胎儿肺成熟延迟。

6. 新生儿低血糖发生率增加　新生儿脱离母体高血糖环境后，高胰岛素血症仍存在，若不及时补充糖，易发生低血糖，严重时危及新生儿生命。

## 四、护理评估

### （一）健康史

了解孕妇有无糖尿病病史及糖尿病家族史、有无复杂性外阴阴道假丝酵母菌病、生育史中有无多年不孕不育史、习惯性流产史，有无不明原因的胎死宫内、胎儿畸形、巨大儿、胎儿生长受限、新生儿死亡等情况，本次妊娠经过、病情控制及用药情况，有无胎儿偏大或羊水过多等潜在高危因素，并注意评估孕妇有无肾、心血管系统及视网膜病变等并发症情况。

### （二）临床表现

1. 妊娠期　主要表现为"三多一少"症状（即多饮、多食、多尿、体重下降）。孕妇自感子宫增大快，全身乏力，皮肤瘙痒，尤其是外阴瘙痒等。病情较重的孕妇可因高血糖导致眼房水、晶体渗透压改变而引起屈光改变，出现视物模糊。

2. 分娩期　孕妇易出现头晕、出汗、心悸、颤抖、面色苍白、饥饿等低血糖症状；或者出现恶心、呕吐、视物模糊、呼吸带有烂苹果气味等糖尿病酮症酸中毒症状。

3. 产褥期　产后胎盘娩出，体内抗胰岛素迅速下降，血糖波动大，容易出现高血糖及低血糖的症状。

### （三）辅助检查及诊断

1. 辅助检查

（1）血糖测定：血糖是诊断糖尿病的主要依据，又是监测糖尿病病情和控制情况的重要指标。

（2）75g葡萄糖耐量试验（OGTT）：OGTT前1日晚餐后禁食至少8小时至次日晨（最迟不超过上午9时），OGTT前连续3日正常体力活动、正常饮食，即每日进食碳水化合物不少于150g，检查期间静坐、禁烟。检查时，5分钟内口服含75g葡萄糖的液体300mL，分别抽取服糖前、服糖后1小时、2小时三个时点的静脉血（从开始饮用葡萄糖水计算时间），放入含有氟化钠的试管中采用葡萄糖氧化酶法测定血浆葡萄糖水平。

（3）并发症的检查：包括眼底检查、24小时尿蛋白定量、尿糖、尿酮体和肝肾功能等。

（4）B超检查：了解胎儿的发育情况，如双顶径、股骨长度。

（5）胎心电子监护：无应激实验（NST）、缩宫素激惹实验（OCT）等。

2. 糖尿病合并妊娠的诊断　如下所述。

（1）妊娠前已确诊为糖尿病的患者。

（2）妊娠前未进行过血糖检查但存在糖尿病高危因素者，如肥胖（尤其重度肥胖）、一级亲属患2型糖尿病，GDM史或过期分娩史、多囊卵巢综合征患者及妊娠早期空腹尿糖反复阳性，首次产前检查时应明确是否存在妊娠前糖尿病，达到以下任何一项标准应诊断为糖尿病合并妊娠。

①空腹血糖（fasting plasma glucose，FPG）大于≥ 70mmol/L。

②糖化血红蛋白（GHbA1c）≥ 6.5%（采用 NGSP/DCCT 标化的方法）。

③伴有典型的高血糖症状，任意血糖≥ 11.1mmol/L 需要次日复测上述 1）或者 2）确诊。不建议孕早期常规葡萄糖耐量试验。

3. 妊娠期糖尿病的诊断　如下所述。

（1）有条件的医疗机构，在妊娠 24 ~ 28 周及以后，应对所有尚未被诊断为糖尿病的孕妇，进行 75g OGTT。75g OCTT 诊断标准：空腹及服糖后 1、2 小时的血糖正常值为 5.1mmol/L、10.0mmol/L、8.5mmol/L。任何一点血糖值达到或超过上述标准即可诊断为妊娠期糖尿病。

（2）医疗资源缺乏地区，建议妊娠 24 ~ 28 周首先检查 FPG。FPG ≥ 5.1mmol/L，可以直接诊断为 GDM，不必再作 75g OGTT；而 4.4mmol/L ≤ FPG < 5.1mmol/L 者，应尽早做 75g OGTT；FPG < 4.4mmol/L，可暂不行 75g OGTT。

（3）孕妇具有 GDM 高危因素，首次 OGTT 正常者，必要时在妊娠晚期重复 OGTT。

未定期孕期检查者，如果首次就诊时间在妊娠 28 周以后，建议初次就诊时进行 75g OGTT 或 FPG 检查。

GDM 的高危因素：①孕妇因素：年龄≥ 35 岁、妊娠前超重或肥胖、糖耐量异常史、多囊卵巢综合征；②家族史：糖尿病家族史；③妊娠分娩史：不明原因的死胎、死产、流产史、巨大儿分娩史、胎儿畸形和羊水过多史、GDM 史；④本次妊娠因素：妊娠期发现胎儿大于孕周、羊水过多、反复外阴阴道假丝酵母菌病者。

### （四）心理 – 社会评估

重点评估孕产妇及家属对疾病的认识程度，对有关妊娠合并糖尿病知识的掌握情况，是否积极配合检查和治疗，有无焦虑情绪，社会支持系统是否完善。分娩期孕妇及家属均担心母儿的安全，表现为紧张、焦虑或恐惧情绪，医护人员应给予重视，必要时可允许家属陪伴产妇身旁。若新生儿有危险，及时评估产妇及家属对此事件的反应。

### （五）治疗原则

1. 凡有严重心血管病史、肾功能减退或眼底有增生性视网膜炎者不宜妊娠，应采取避孕措施，已妊娠者应早期终止妊娠。

2. 对器质性病变较轻或病情控制较好者，可以继续妊娠，但应在内科与产科密切监护下，尽可能将孕妇的血糖控制在正常或接近正常范围内。一般妊娠 38 ~ 39 周终止妊娠较为理想，在治疗过程中加强胎儿监护，定期进行产前检查，及时了解胎儿宫内情况、胎儿成熟度和胎儿、胎盘功能情况，防止死胎的发生，必要时适时终止妊娠。对于巨大儿、胎盘功能不良或有其他产科并发症者，应考虑剖宫产；阴道分娩应密切观察胎心率变化，若有产程进展缓慢或胎儿窘迫，应行剖宫产术，术前 3 小时应停用胰岛素，以防止新生儿发生低血糖。产褥期应预防产后出血和感染。

## 五、护理诊断和医护合作性问题

1. 知识缺乏　缺乏有关妊娠合并糖尿病的知识。

2. 有受伤的危险　与糖尿病可能引起巨大儿、畸形儿、胎儿宫内窘迫、胎盘早剥、胎儿肺泡表面活性物质形成不足有关。

3. 有感染的危险　与糖尿病患者机体抵抗力降低有关。

4. 焦虑　与担心自身状况和胎儿预后有关。

## 六、计划与实施

### （一）预期目标

1. 孕产妇及家属能陈述妊娠与糖尿病之间的相互影响，能描述控制血糖的方法，并列举有关的具体措施。

2. 维持胎儿良好的健康状况。

3. 孕产妇未发生感染。

4. 孕妇能确认自己的积极方面，维持自尊，焦虑情绪减轻。

（二）护理措施

根据孕妇不同时期的情况，选择合理的护理措施。

1. 非孕期　为了保护母亲的健康与安全，减少胎儿畸形的发生，育龄女性糖尿病患者应当避孕。是否适宜怀孕以及何时怀孕需与内分泌专家和产科专家共同研究商定。未经治疗的 White D、F、R 级糖尿病一旦妊娠，对母儿危险较大，应避孕，不宜妊娠。如怀孕时病情已达到 White F、R 级，最好建议患者终止妊娠，因为造成胎儿智力低下、畸形及胎死宫内的危险性较大，并可能加速母体糖尿病并发症的进展。对必须继续妊娠者应进行严密的内分泌及产科监护。最好先将血糖严格控制在正常或接近正常的范围内再怀孕。

2. 妊娠期　受孕时和整个妊娠期糖尿病病情得到良好控制并达到满意效果，对母婴的安全至关重要。由于胎儿的先天性畸形和智力发育障碍与胚胎形成期母体的代谢紊乱相关，因此应建立产前咨询。妊娠合并糖尿病的治疗，应由包括产科医生、内分泌医生及营养师等在内的成员密切配合，共同承担，同时充分调动孕妇和家属的积极性，使其能主动参与和配合治疗。在妊娠过程中，需严格控制血糖在正常或接近正常的范围内，将糖尿病孕妇作为高危妊娠进行监护，并适时终止妊娠，从而预防并减少孕妇及围生儿的并发症，确保母婴的健康与安全。

（1）饮食控制：饮食控制是糖尿病治疗的基础。由于孕妇对营养的特殊需要，要保证充足热量和蛋白质的摄入，避免胎儿营养不良或发生糖尿病酮症而危害胎儿。控制总热量为每日每千克体重 150kJ（36kcal），其中碳水化合物占 40% ~ 50%，蛋白质占 12% ~ 20%，脂肪占 30% ~ 35%，并给予维生素、叶酸 0.5mg、铁剂 15mg 和钙剂 1.0 ~ 1.2g，适当限制食盐的摄入，最好能做到少量多餐。如饮食控制得当，孕妇体重正常增长，血糖在正常范围且无饥饿感，则无须药物治疗。

（2）运动治疗：适当的运动可降低血糖，提高对胰岛素的敏感性，并保持体重增加不至过高，有利于糖尿病的控制和正常分娩。运动方式可选择极轻度运动（如散步）和轻度运动（如中速步行），持续 20 ~ 40 分钟，每日至少 1 次，于餐后 1 小时进行。一般散步 30 分钟，可消耗热量约 376.2kJ（90kcal）；而中速步行 30 分钟可消耗热量 627kJ（150kcal）。通过饮食治疗和运动治疗，最好使患者在整个妊娠期体重增加 10 ~ 12kg。

（3）药物治疗：妊娠期对糖尿病病情的控制要更加严格，要求维持血糖及血压在基本正常水平。如病情控制不满意，应根据孕妇血糖的情况，应用胰岛素来调节血糖水平，注意防止低血糖或糖尿病酮症酸中毒。药物应选用短效和中效胰岛素，忌口服降糖药。不用磺脲类降糖药，以免药物通过胎盘引起胎儿胰岛素分泌过多，导致胎儿低血糖死亡或畸形。磺脲类药物可导致巨大儿及新生儿低血糖，国外还有致畸的报道。双胍类药物则可引起胎儿乳酸性酸中毒，a- 葡萄糖苷酶抑制剂通常也不主张用于孕妇。胰岛素控制血糖疗效显著，且不会通过胎盘作用于胎儿，所以必须进行药物治疗或孕前使用口服降糖药者，应一律改用胰岛素治疗，以避免糖尿病急性并发症尤其是糖尿病酮症酸中毒的发生。一般主张有妊娠计划者孕前即开始胰岛素治疗。

（4）糖尿病病情监测：妊娠期间需要内科、内分泌科、产科医生的密切合作，共同监测糖尿病病情和产科方面的变化。血糖控制的情况通常用血糖和糖化血红蛋白作为监测指标。一般认为患者的空腹血糖 3.3 ~ 5.3mmol/L，餐前 30 分钟 3.3 ~ 5.3mmol/L，餐后 2 小时血糖 4.4 ~ 6.7mmol/L，糖化血红蛋白 < 6.5%，尿酮体阴性，为理想。不能用尿糖监测病情，尿常规检查也只用于监测尿酮体和尿蛋白。如孕妇出现低血糖症状，可饮用糖水或静脉注射 5% 葡萄糖 40 ~ 60mL，并通知医生。此外，24 小时尿蛋白定量、尿培养、肝肾功能、血脂及眼科监测也十分重要。

（5）定期产前检查：加强对糖尿病孕妇及其胎儿的监护。初诊时应了解以往的妊娠分娩史，确定妊娠合并糖尿病的分类情况，并做血糖、尿常规、眼底、肾功能及 B 超等检查。A 级糖尿病孕妇产前检查次数与非糖尿病孕妇一样，即 28 周前每月 1 次，28 ～ 36 周之间每月 2 次，36 周以后每周 1 次。B 级以上的糖尿病孕妇则 28 周前 2 周 1 次，28 周以后每周 1 次，如有特殊情况，还要增加检查的次数，必要时住院检查和治疗。

妊娠晚期进行胎儿宫内情况的监测，如自我胎动计数、胎盘功能监测、无应激试验、定期 B 超检查等，根据对宫内胎儿情况的估计，决定选择终止妊娠的时间和方式。

3. 分娩期

（1）适时终止妊娠：当出现终止妊娠的指征时，应适时终止妊娠。其指征有：①严重妊娠期高血压疾病，尤其是发生子痫者；②糖尿病酮症酸中毒；③严重肝肾损害；④恶性、进展性、增生性视网膜病变；⑤动脉硬化性心脏病；⑥胎儿生长受限；⑦严重感染；⑧孕妇营养不良；⑨胎儿畸形或羊水过多。

（2）选择合适的分娩时间和分娩方式

①分娩时间的选择：应根据孕妇全身情况、血糖控制情况、并发症等及胎儿大小、成熟度、胎盘功能的情况综合考虑。力求使胎儿达到最大成熟度同时又避免胎死宫内。因妊娠 35 周前早产儿死亡率较高，而妊娠 36 周后胎死宫内发生率又逐渐增加，故现多主张 38 ～ 39 周终止妊娠，但若发现胎盘功能不良或胎儿宫内窘迫时应及时终止妊娠。

②分娩方式的选择：如有巨大儿、胎位异常、胎盘功能不良、糖尿病病情严重及其他产科指征者，应采取剖宫产结束分娩。经阴道分娩者，产程中应注意密切观察产程进展情况和胎心音变化，如出现产程进展缓慢或胎儿宫内窘迫，应及时行剖宫产。

（3）终止妊娠时的注意事项

①终止妊娠前：根据孕周，按医嘱肌注地塞米松 5mg，每日 2 次，连用 2 日，以促进肺泡表面活性物质的产生，减少新生儿呼吸窘迫综合征的发生。

②分娩过程中：如血糖波动比较大，可按每 4g 葡萄糖加 1U 胰岛素比例进行输液，监测血糖和尿酮体，注意勿使血糖低于 5.6mmol/L（100mg/dL），以免发生低血糖。

③分娩后：由于胎盘娩出，抗胰岛素的激素水平急剧下降，故产后 24 小时内的胰岛素用量要减少至原用量的一半，以防发生低血糖。

④分娩后应注意水电解质平衡，预防产后出血。

⑤产后遵医嘱可用广谱抗生素预防创口感染，拆线时间可适当延迟。

（4）新生儿的处理：糖尿病孕妇所生新生儿，抵抗力弱，均按早产儿处理。密切观察新生儿有无低血糖、新生儿肺透明膜病、高胆红素血症及其他并发症的发生。为防止新生儿低血糖，出生后 30 分钟开始定时滴服 25% 葡萄糖溶液，多数新生儿在生后 6 小时内血糖均可恢复至正常值，必要时静脉缓慢滴注 10% 葡萄糖液 30 ～ 40mL（每分钟 10 ～ 15 滴）。

4. 产褥期

（1）产褥期胎盘排出后，体内抗胰岛素物质迅速减少，大部分 GDM 患者在分娩后即不再需要使用胰岛素，仅少数患者仍需胰岛素治疗。胰岛素用量应减少至分娩前的 1/3 ～ 1/2，并根据产后空腹血糖值调整用量。多数产妇在产后 1 ～ 2 周胰岛素用量逐渐恢复至孕前水平。

（2）预防产褥期感染，除保持腹部和会阴部伤口清洁外，还应注意皮肤清洁。一般情况下，鼓励母乳喂养。

（3）提供心理支持：协助产妇及家属与新生儿建立亲子关系，及时提供新生儿各种信息，积极为产妇创造各种亲子互动机会，促进家庭和谐关系的建立。

（4）提供避孕指导糖尿病患者产后应长期避孕，建议使用安全套或手术结扎，不宜使用避孕药及宫内避孕器具。

（5）指导产妇定期接受产科和内科复查，尤其 GDM 患者应重新确诊，如产后血糖恢复正常也需每 3 年复查 1 次。

（三）健康指导

指导孕妇正确控制血糖，提高自我监护和自我护理能力，与家人共同制定健康教育计划，使其了解有关糖尿病的基本知识、护理技能，并给予心理支持，使其能主动参与和配合治疗。健康教育的具体内容包括：有关糖尿病的一般知识、妊娠合并糖尿病的特点及危害、饮食指导、运动指导、血糖自我监测及结果的意义、血糖控制的目标、胰岛素的应用及注射、皮肤护理、心理及情绪自我调节、家庭及社会的支持、远期糖尿病的预防等。

## 七、护理评价

孕妇及家属能掌握有关妊娠合并糖尿病的相关知识和技能；孕妇分娩经过顺利，母婴健康状况良好；孕妇无感染症状发生；孕妇能表达内心的真实感受，情绪稳定。

# 第十节　妊娠并发急性病毒性肝炎

## 一、概述

妊娠合并病毒性肝炎严重危害孕产妇的生命安全，在导致孕产妇间接死因的疾病中占第 2 位，仅次于妊娠合并心脏病。病毒性肝炎是由多种肝炎病毒引起、以肝实质细胞变性坏死为主要病变的一组传染病。病原体主要有甲型（HAV）、乙型（HBV）、丙型（HCV）、丁型（HDV）、戊型（HEV）、庚型（HGV）及输血传播型（TTV）等肝炎病毒，其中以乙型肝炎最常见，可发生在妊娠的任何时期。孕妇患肝炎的发生率为非孕妇的 6 倍，患急性重型肝炎的发生率为非孕妇的 66 倍。

## 二、妊娠对病毒性肝炎的影响

妊娠期肝脏不增大，胎盘循环的出现使肝血流量相对减少。虽然肝细胞大小和形态略有改变，但无特异性。肝功能无改变或略有改变，约半数孕妇在孕晚期由于血液稀释导致血清总蛋白低于 60g/L，白蛋白降低，球蛋白因网状内皮系统功能亢进略增加，导致白蛋白 / 球蛋白比值下降。少数孕妇血清丙氨酸转氨酶（ALT）和门冬氨酸转氨酶（AST）在妊娠晚期略升高。碱性磷酸酶（ALP）在妊娠前半期轻度升高，妊娠 7 个月后可达非孕时的 2 倍，其原因可能主要来自胎盘。妊娠晚期，血浆纤维蛋白原较未孕时增加 50%。凝血因子 Ⅱ、凝血因子 Ⅴ、凝血因子 Ⅶ、凝血因子 Ⅷ、凝血因子 Ⅸ、凝血因子 Ⅹ 均增加 20% ~ 80%，凝血酶原时间正常。妊娠期孕妇雌激素水平升高，部分孕妇出现"肝掌""蜘蛛痣"，并随妊娠进展加重，分娩后 4 ~ 6 周消失。

妊娠本身不增加对肝炎病毒的易患性，但妊娠期的生理变化及代谢特点，使肝脏抗病能力降低、肝脏负担加重，可使病毒性肝炎病情加重，增加诊断和治疗难度，妊娠期重症肝炎及肝性脑病发生率较非妊娠期高 37 ~ 65 倍。妊娠可加重病毒性肝炎的原因如下：①孕期孕妇所需热量增加，新陈代谢率增高，营养消耗增多，肝内糖原储备降低，使肝脏负担加重；②体内雌激素水平增高，而雌激素需在肝内灭活且影响肝对脂肪的转运和胆汁的排泄；③胎儿的代谢产物需在母体肝脏内解毒；④分娩的疲劳、出血、手术和麻醉等均可加重肝脏损害。

## 三、病毒性肝炎对妊娠的影响

### （一）对母体的影响

1. 病毒性肝炎发生在妊娠早期可加重早孕反应，晚期则使妊娠期高血压疾病发生率增高，可能与体内醛固酮的灭活能力下降有关。

2. 分娩时因肝功能受损导致凝血因子合成功能减退，易导致产后出血。若为重症肝炎，DIC 发生率增加，出现全身出血倾向，直接威胁母儿生命安全。

3. 孕产妇死亡率高。在肝衰竭基础上，如孕产妇并发产后出血、感染、上消化道出血等，可诱发肝性脑病、肝肾综合征，导致孕产妇死亡。

### （二）对胎儿及新生儿的影响

1. 肝功能异常的孕产妇流产、早产、死胎、死产及新生儿死亡率较正常妊娠明显增加，据报道，妊娠早期患病毒性肝炎者，胎儿畸形发生率约高于正常2倍，肝功能异常者，围生儿死亡率高达46‰。近年研究发现，病毒性肝炎与21三体综合征的发病密切相关。

2. 胎儿在妊娠期内由于垂直传播而被肝炎病毒（乙肝病毒多见）感染，围生期感染的婴儿，部分则转为慢性病毒携带状态，易发展为肝硬化或原发性肝癌。

### （三）母婴传播

病毒性肝炎的母婴间传播，依病毒类型的不同，其传播方式有所不同。

1. 甲型肝炎病毒（HAV） 主要经粪－口途径传播，不会经胎盘或其他途径传给胎儿，仅在分娩期前后产妇患HAV病毒血症时，对胎儿有威胁。

2. 乙型肝炎病毒（HBV） 可通过性途径、输血及血液制品、注射用品等多种途径传染。而母婴传播为其主要的传播途径，其方式有：①病毒通过胎盘进入胎儿体内传播；②分娩时胎儿经过产道时接触母血及羊水而传播；③产后接触母亲的唾液、汗液或母乳喂养时通过乳汁传播。HBV母婴传播资料报道，孕妇HBsAg阳性者，其新生儿约半数为阳性；孕妇HBeAg阳性者，表示血液中有大量HBV存在，传染性较强，胎儿大多数受感染。

3. 丙型肝炎病毒（HCV） 其流行病学与乙型肝炎相似，存在母婴间传播，孕妇感染后易导致慢性肝炎，最终发展为肝硬化和肝癌。

4. 丁型肝炎病毒（HDV） 是一种缺陷性负链RNA病毒，需依赖乙型肝炎病毒才能复制，母婴间传播少见，多与乙型肝炎同时感染，或在乙型肝炎病毒携带情况下重叠感染。

5. 戊型肝炎病毒（HEV） 为RNA病毒，传播途径及临床表现与甲型肝炎类似，孕妇容易感染且多为重症，死亡率较高。

## 四、护理评估

### （一）健康史

肝炎患者自感染至发病均有一段潜伏期，临床上甲型肝炎的潜伏期为2～7周（平均30日），起病急、病程短，2～3周内可完全恢复。乙型肝炎潜伏期为1.5～5个月（平均60日），起病缓慢而病程长，恢复期可持续3～5个月，易迁延成慢性。护理人员应详细询问孕妇有无与肝炎患者接触史、输血或注射血制品史等，评估孕妇对肝炎知识的掌握程度。

### （二）临床表现

1. 症状 普通型肝炎患者常表现为消化道症状，如乏力、食欲减退、恶心、厌油腻、腹胀、腹泻及肝区疼痛等。无黄疸型肝炎患者症状轻，易被忽略。黄疸型肝炎患者除上述症状外，还出现黄疸，小便为深黄色，大便偶呈灰白色。妊娠时易发生重症肝炎，尤以妊娠晚期多见，且多为急性重症肝炎。重症肝炎多在发病7～10日后病情突然加剧，黄疸迅速加深，伴有食欲减退、频繁呕吐、肝臭气味，继之出现意识障碍及扑翼样震颤，甚至陷入昏迷。

2. 体征 妊娠早、中期可触及肝大，并有肝区叩击痛，部分患者脾脏肿大、可触及。重症者可有肝脏进行性缩小、腹水及不同程度的肝性脑病表现。妊娠晚期受增大子宫影响，肝脏极少被触及。

### （三）辅助检查

1. 肝功能检查 丙氨酸氨基转移酶（ALT）、门冬氨酸氨基转移酶（AST）上升；血清总胆红素17μmol/L以上，尿胆红素阳性。妊娠早期及妊娠28周应常规做血清病原学检测和ALT、AST检查，以便筛选出无症状的肝炎患者。

2. 肝炎病毒血清学抗原抗体系统的检查

（1）甲型肝炎：有肝炎的临床症状及体征，如ALT、AST增高，同时血清HAV-IgM阳性，即可诊断为甲型肝炎。

（2）乙型肝炎：乙型肝炎病毒外层含表面抗原（HBsAg）、内层含核心抗原（HBcAg）及核心相关抗原（HBeAg）。乙型肝炎病毒血清学抗原抗体及其临床意义（表6-1）。

表 6-1　乙型肝炎病毒血清学抗原抗体及其临床意义

| 分级 | 阳性时临床意义 |
| --- | --- |
| HBsAg | HBV 感染的标志，见于乙型肝炎患者或病毒携带者 |
| HBsAb | 感染过 HBV，已产生自动免疫 |
| HBeAg | 血液中有大量 HBV 存在，有较强的传染性 |
| HBeAb | 血液中 HBV 减少，传染性较弱 |
| HBcAg-IgM | HBV 复制阶段，出现于肝炎早期 |
| HBcAb-IgG | 既往有 HBV 感染，或慢性持续性肝炎 |

（3）丙型肝炎：患者血中有丙型肝炎抗体存在，可诊断有丙肝。

3. 凝血功能检查包括　纤维蛋白原和凝血酶原检测等。

### （四）心理－社会评估

大多数孕妇缺乏病毒性肝炎的相关知识，不了解其传播途径及对母婴的危害。实施隔离措施的孕妇会产生孤独、自卑心理。由于知识缺乏，个别家属因害怕被感染，不愿多接触孕妇，对孕妇缺少关心和帮助。因此，护理人员应该重点评估孕妇的焦虑程度、家庭及社会支持系统的情况。

### （五）治疗原则

肝炎患者原则上不宜妊娠。

1. 妊娠期轻型肝炎处理原则与非孕期肝炎患者相同：注意休息，加强营养，给予高蛋白、高维生素、足量碳水化合物和低脂肪饮食。积极采用中西医结合治疗方案，注意保护肝脏功能，避免使用损害肝脏的药物（如雌激素，麻醉药等），预防感染和产后出血。有黄疸者应住院治疗，按重症肝炎处理。

2. 对重症肝炎患者，应预防并治疗肝昏迷，如限制蛋白质摄入、保持大便通畅、应用保肝降氨药物和制剂，积极预防并治疗 DIC，因 DIC 是妊娠期重症肝炎的主要死因。故应进行凝血功能检查。妊娠末期重症肝炎者，经积极治疗 24 小时后，可行剖宫产术结束妊娠。

3. 分娩前应备新鲜血液，分娩时为缩短第二产程，宫颈口开全后可行阴道助产，并注意防止母婴传播及产后出血。

4. 产褥期选用对肝脏损害小的广谱抗生素预防或控制感染，避免因感染加重肝炎病情。

## 五、护理诊断和医护合作性问题

1. 营养失调低于机体需要量　与厌食、恶心、呕吐、营养摄入不足等有关。
2. 知识缺乏　缺乏病毒性肝炎感染途径、传播方式、自我保健及隔离等方面知识。
3. 母乳喂养中断　与保护性隔离有关。
4. 预感性悲哀　与感染后对胎儿造成的危害有关。

## 六、计划与实施

### （一）预期目标

1. 妊娠期间母儿能维持健康状态。
2. 孕妇及家属能描述妊娠合并病毒性肝炎的自我保健及隔离措施。
3. 产妇能选择合适的喂养方式。

4. 孕妇及家属能说出内心的疑虑，情绪稳定。

### （二）护理措施

护理人员应重视人群的卫生宣教，加强病毒性肝炎孕产妇的围生期保健。

1. 非妊娠期　通过各种途径增强疾病的预防意识。HBsAg 携带者约 40% 为母婴传播，因此围生期预防乙型病毒性肝炎的传播很重要。育龄女性应常规检测 HBV 标志物，无抗体者应常规进行乙肝疫苗接种。肝炎流行地区的妇女更应注意加强营养，摄入富含蛋白质、碳水化合物和维生素的食物，避免因营养不良增加对肝炎病毒的易感性。患有病毒性肝炎的妇女必须避孕，待肝炎痊愈后至少半年，最好两年后怀孕为宜。

2. 妊娠期

（1）妊娠合并肝炎患者的护理：护理原则与非孕期肝炎患者相同，孕妇患有肝炎时更应注意以下几个方面。

①注意休息，每日保证 9 小时睡眠和适当的午睡，避免体力劳动。

②加强营养，注意补充蛋白质、葡萄糖及维生素 B、维生素 C、维生素 K 等。多食用优质蛋白、新鲜水果和富含纤维素的蔬菜，注意保持大便通畅。

③遵医嘱使用保肝药物，如肌苷等。避免应用可能损害肝脏的药物（如四环素）、可能损害肝脏的镇静药及麻醉药，合并妊娠期高血压疾病时更应谨慎。

④孕期密切监护，警惕病情恶化。

⑤定期产前检查时，为防止交叉感染，应为肝炎患者提供专室就诊，检查完毕，执行严格的消毒隔离制度。所用器械应单独处理，用 0.2% ~ 0.5% 过氧乙酸浸泡消毒。

⑥向孕妇及其家属讲解肝炎对母婴的影响，以及消毒隔离的重要性，积极争取患者及家属的理解与配合，帮助孕妇消除因患传染病而产生的顾虑和自卑心理。

（2）妊娠合并急重症肝炎患者的护理：重症肝炎患者蛋白质代谢异常，因肝功能不良，解毒作用降低，产生高血氨、高芳香类氨基酸，后者在体内可转变为胺类化合物，此为假性神经递质，可通过血脑屏障使中枢神经系统功能紊乱而昏迷，即肝昏迷，故护理人员应积极配合医生预防和治疗肝昏迷，具体措施如下。

①限制蛋白质摄入：每日应少于 0.5g/kg，增加碳水化合物的摄入，每日提供热量 7431.2kJ（1800kcal）以上。

②保持大便通畅，减少和抑制肠道有毒物质的吸收：按医嘱口服新霉素抑制大肠杆菌，减少游离氨及其他毒性物质的形成。

③如有肝昏迷前驱症状可用降氨药物，改善脑功能。常用的药物有：精氨酸、六合氨基酸，以及胰高血糖素、胰岛素的联合应用。

④预防及治疗 DIC：DIC 往往是重症肝炎患者的致死原因，故应积极预防 DIC 的发生。对重症肝炎患者应密切监测凝血功能或 DIC 的迹象。当发生 DIC 需用肝素治疗时，注意肝素的用量宜小不宜大，同时应严密观察有无出血倾向。

3. 分娩期

（1）密切观察产程进展，为产妇提供心理支持。将产妇安置在隔离待产室和产房，提供安全、舒适的待产环境，满足其生活需要，同时密切监测产程进展情况，关心产妇，解除产妇因隔离而引起的焦虑、恐惧心理。

（2）注意孕妇的出血及凝血功能情况，按医嘱于临产前一周开始服用维生素 K、维生素 C，临产后配新鲜血备用。

（3）缩短第二产程，必要时给予阴道助产，减少孕妇体力消耗。

（4）按医嘱应用缩宫素防止宫缩乏力及产后出血。

（5）预防感染：产时执行严格消毒隔离制度，产程中、产后按医嘱应用对肝脏损伤小的广谱抗生素，以免诱发肝昏迷。

（6）接产时要特别注意防止产道损伤及新生儿产伤、窒息、羊水吸入等，以减少母婴垂直传播。

（7）所用物品严格消毒：凡肝炎产妇接触过的器械、布类物品、产妇的排泄物、沾有血迹的用物等，均需用 0.2% ~ 0.5% 过氧乙酸浸泡消毒。

4. 产褥期　继续按医嘱使用对肝脏损害小的抗生素预防和控制感染。观察子宫收缩及恶露情况，预防产后出血。仅 HBsAg 阳性产妇，可以母乳喂养，而 HBeAg 阳性产妇所生的新生儿不宜母乳喂养。要向产妇及其家属讲解不宜母乳喂养的原因，使其理解和配合，并教会其人工喂养知识及技能。产妇退乳不能用增加肝脏负担的雌激素，可口服生麦芽冲剂并用芒硝外敷乳房。新生儿隔离 4 周，并注射乙肝疫苗和（或）高效价乙肝免疫球蛋白，预防 HBV 母婴垂直传播。另外，产妇应继续保肝措施，保证足够的休息及营养，避免疲劳。并注意避孕，以免再次怀孕，影响身体健康。

（三）健康指导

护理人员应指导患者重视围生期保健，加强营养，摄取高蛋白、高碳水化合物和高维生素食物。将肝功能及肝炎病毒血清标志物检测列为产前常规检测项目，并定期复查。有甲型肝炎密切接触史的孕妇，接触后 7 日内应肌内注射丙种球蛋白，其新生儿出生时及出生后 1 周各注射 1 次丙种球蛋白可以预防感染。患急性肝炎妇女至少应于肝炎痊愈后半年，最好两年后妊娠。夫妇一方患肝炎，应用避孕套以免交叉感染。对所有孕妇应筛查夫妇双方 HBsAg。进一步检查无症状携带者的血清标志物。HBsAg 及 HBeAg 阳性孕妇分娩时应注意隔离，防止产程延长、胎儿窘迫、羊水吸入、软产道裂伤。剖宫产可使胎儿接触大量母血，对预防胎儿感染的作用不大。

## 七、护理评价

孕妇及家属能描述病毒性肝炎对母婴的影响、病毒性肝炎的传播途径；孕妇妊娠及分娩经过顺利，母婴健康状况良好；孕妇能进行妊娠合并病毒性肝炎的自我保健；孕妇及家属情绪稳定。

# 第十一节　妊娠并发贫血

贫血是妊娠期最常见的一种并发症。由于妊娠期血容量增加，其中血浆量的增加多于红细胞数目的增加，因此血液出现稀释，称为"生理性贫血"，不会影响胎儿。孕妇贫血的诊断标准较非孕妇低，国内外对其诊断有一定的差别，WHO 规定孕妇外周血血红蛋白 < 110g/L 及血细胞比容小于 0.33 为妊娠期贫血。而我国的诊断标准为红细胞计数 < $3.5 \times 10^{12}$/L、血红蛋白 < 100g/L 或血细胞比容 < 0.30。资料表明，50% 以上的孕妇合并贫血，以缺铁性贫血为主，巨幼细胞性贫血较少见，再生障碍性贫血更少见。贫血在妊娠各期对母儿均可造成一定危害，在某些贫血较严重的国家和地区，是孕产妇死亡的重要原因之一。妊娠期贫血的程度一般可分为 4 度。

轻度：RBC（3.0 ~ 3.5）$\times 10^{12}$/L，Hb 81 ~ 100g/L。

中度：RBC（2.0 ~ 3.0）$\times 10^{12}$/L，Hb 61 ~ 80g/L。

重度：RBC（1.0 ~ 2.0）$\times 10^{12}$/L，Hb 31 ~ 60g/L。

极重度：RBC ≤ $1.0 \times 10^{12}$/L，Hb ≤ 30g/L。

## 一、缺铁性贫血

（一）概述

缺铁性贫血是由于妊娠期胎儿生长发育及妊娠期血容量增加，对铁的需要量增加，尤其在妊娠后半期，孕妇对铁摄取不足或吸收不良所致的贫血。它是妊娠期最常见的贫血，占妊娠期贫血 95%。

（二）病因

铁的需要量增加是孕妇缺铁的主要原因。正常人体内含铁量：男性约为 3g，女性约为 2g，其中

65%为血红蛋白，其余35%以铁蛋白肌蛋白以及过氧化酶、细胞色素等形式存在，可利用的储备铁约为20%，孕期可利用的储备铁约为100mg，而血容量增加了约1 300mL，以每毫升血液含铁0.5mg计算，妊娠期因血容量增加而需铁650～750mg，胎儿生长发育需铁250～350mg。两者共需铁1 000mg左右。每日饮食中含铁10～15mg，吸收利用率仅为10%，约1～1.5mg，而孕妇每日需铁约4mg。妊娠后半期，虽然铁的最大吸收率可达40%，但一般食物仍不能满足需要，致使孕妇易患缺铁性贫血。

### （三）缺铁性贫血对妊娠的影响

1. 对孕妇的影响　贫血孕妇的抵抗力低下，对分娩、手术和麻醉的耐受力降低，即使是轻度或中度贫血，孕妇在妊娠和分娩期间的风险也会增加。重度贫血可因心肌缺氧导致贫血性心脏病；胎盘缺氧易发生妊娠期高血压疾病；严重贫血对失血耐受力降低，易发生失血性休克；另外，由于贫血降低产妇抵抗力，易并发产褥感染。

2. 对胎儿的影响　孕妇和胎儿在竞争摄取孕妇血清铁的过程中，胎儿占优势。铁通过胎盘由母体运至胎儿是单向运输，不能逆向转运。因此，一般情况下，胎儿缺铁程度较轻。但当孕妇患重度贫血时，经过胎盘供氧和营养物质不能满足胎儿生长所需，容易造成胎儿生长受限、胎儿窘迫、早产或死胎。

### （四）护理评估

1. 健康史　询问孕妇有无营养不良史，了解是否摄入铁太少，询问有无慢性失血性疾病，尤其是消化道慢性失血或月经过多。评估孕妇的贫血程度，皮肤黏膜情况，有无疲倦感，评估胎儿宫内发育情况。评估孕妇对妊娠合并贫血的了解程度，对妊娠合并贫血的注意事项的了解程度以及对药物的用法、作用和不良反应的了解程度。

2. 临床表现

（1）症状：孕妇面色略显苍白，轻者无明显症状，重者可有头晕、头痛、乏力、易疲劳、心悸、食欲缺乏、腹胀、腹泻等表现。贫血时，孕妇机体抵抗力降低，容易患感染性疾病。严重贫血还可因胎盘供氧和营养不足导致胎儿宫内生长迟缓、早产、胎死宫内、胎儿宫内窘迫、围生儿死亡率升高。此外，严重者贫血可引起贫血性心脏病甚至心力衰竭。

（2）体征：皮肤黏膜苍白，毛发干燥、脱发，指甲扁平、无光泽，并可有口腔炎、舌炎等，部分患者指甲呈勺状（反甲）或脾脏轻度肿大。

3. 辅助检查

（1）血常规检查：可见典型的小红细胞、低血红蛋白性的外周血象。血红蛋白低于100g/L可诊断为妊娠期贫血。如孕期血红蛋白在100～110g/L之间，则为血液稀释所致的生理性贫血。

（2）血清铁测定：血清铁的测定，更能灵敏地反映缺铁情况，正常成年妇女血清铁为8.95～26.9μmol/L，若孕妇血清铁＜5.37μmol/L，可诊断为缺铁性贫血。血清铁下降可出现在血红蛋白下降以前，是缺铁性贫血的早期表现。

（3）骨髓检查：骨髓穿刺在诊断困难时应用，骨髓象显示红细胞系统造血呈轻度或中度活跃、以中晚幼红细胞增生为主，骨髓铁染色可见细胞内外铁均减少，尤以细胞外铁减少为主。

4. 心理-社会评估　重点评估孕产妇的焦虑情绪、社会支持系统的情况，孕产妇及家属对有关妊娠合并缺铁性贫血知识的掌握情况。孕妇的主要症状是疲倦，许多孕妇及家属误认为是正常妊娠反应而没有充分的重视，长期及慢性疲倦使孕妇在妊娠期及产后出现烦躁不安、恐惧等心理。

5. 治疗原则　治疗原则是补充铁剂和去除导致缺铁性贫血的原因。一般性治疗包括增加营养和食用含铁丰富的饮食，对胃肠道功能紊乱和消化不良给予对症处理等。

（1）补充铁剂：以口服为主。若缺铁严重或不能口服铁剂或不良反应严重者，可给予铁剂注射。应用注射铁剂时，当贫血纠正应立即停用。

（2）输血：血红蛋白值＜60g/L、接近预产期或短期内需行剖宫产者，可少量多次输血以迅速纠正贫血。输血不可过多过快，以免加重心脏负荷引起急性心力衰竭。有条件者输浓缩红细胞。

（3）提供适当的产时及产后处理。

**（五）护理诊断和医护合作性问题**

1. 活动无耐力　与贫血导致的疲劳有关。
2. 有受伤的危险　与贫血引起的头晕有关。
3. 有感染的危险　与贫血导致机体抵抗力低下有关。
4. 有受伤的危险　与贫血导致胎儿生长受限、早产、死胎等有关。
5. 知识缺乏　缺乏妊娠合并贫血的保健知识及服用铁剂的重要性的知识。
6. 便秘　与服用铁剂有关。

**（六）计划与实施**

1. 预期目标

（1）孕产妇活动耐力增加，气促、虚弱和疲惫改善。

（2）孕产妇住院期间得到满意的生活护理。

（3）孕产妇住院期间未发生感染。

（4）妊娠期间母婴能维持最佳身心状态，未影响胎儿宫内发育。

（5）孕产妇能描述妊娠合并缺铁性贫血的自我保健措施。

（6）孕产妇没有发生便秘。

2. 护理措施

（1）孕前指导：孕前应积极预防贫血，治疗易引起贫血的疾病，如月经过多、消化道慢性失血性疾病等，增加铁的贮备。适当增加营养，必要时给予铁剂补充。

（2）妊娠期

①饮食指导：指导孕妇从饮食中摄取所需的铁。食物品种应多样化，纠正偏食，多食富含铁的食物，如瘦肉、家禽、动物肝脏、蛋类等。蔬菜、谷类、茶叶中的磷酸盐、植酸、丹宁酸等可影响铁的吸收。因此食物的组成将影响机体对铁的摄入。

②适当休息：贫血孕妇应适当减轻工作量，血红蛋白在 70g/L 以下者应全休，以减轻机体对氧的消耗，同时应注意安全，避免因头晕、乏力晕倒而发生意外。

③补充铁剂：铁剂的补充以口服制剂为首选。一般主张妊娠 4 个月后，每日按医嘱服用 100～200mg 二价铁，可达到预防贫血的目的。

血红蛋白在 60g/L 以上的贫血者，按医嘱选用不良反应小、利用率高的口服铁剂，如硫酸亚铁、琥珀酸亚铁、富马酸亚铁、硫酸甘油铁、葡萄糖酸亚铁等。这些铁剂的吸收和利用率都较好。应用剂量一般为每日二价铁 200～600mg，同时服 10% 稀盐酸 0.5～2mL 或维生素 C 300mg，每日 3 次，促进铁的吸收。铁剂对胃黏膜有刺激性，常见有恶心、呕吐等不良反应，因此应于饭后服用。服药后大便呈黑色是正常现象，应向孕妇解释。

如口服疗效差或对口服铁剂不能耐受或病情较重者，可用注射法补充铁剂。如右旋糖酐铁，首次剂量 50mg，深部肌内注射，如无副反应，第 2 日可增至 100mg，每日 1 次。注射时铁的利用率可达 90%～100%。但因铁的刺激性较强，注射时应行深部肌内注射。

④定期产前检查：常规检查血常规，尤其是在妊娠晚期，以便早期发现早期治疗。积极预防孕期并发症，注意胎儿生长发育情况，预防上呼吸道感染、消化系统及泌尿系统感染。

（3）分娩期

①临产前按医嘱给维生素 $K_1$、卡巴克络（安络血）及维生素 C 等药物，并配新鲜血备用。

②密切观察产程进展情况，为产妇提供心理护理。

③注意缩短第二产程，必要时给予阴道助产，减少孕妇体力消耗。

④胎肩娩出时，按医嘱应用宫缩剂（缩宫素 10U 或麦角新碱 0.2mg）以防止宫缩乏力及产后出血，出血量大时应及时输血。

⑤产程中严格执行无菌操作原则，产后按医嘱给予广谱抗生素预防感染。

（4）产褥期

①按医嘱应用广谱抗生素预防和控制感染。

②观察子宫收缩及恶露情况，预防产后出血，按医嘱补充铁剂，纠正贫血。

③严重贫血者不宜母乳喂养。向产妇及其家属讲解不能母乳喂养的原因，使其理解和配合，并教会其人工喂养常识及方法。产妇退乳可口服生麦芽冲剂或用芒硝外敷乳房。

④产妇应保证足够的休息及营养，避免疲劳。并注意避孕，以免再次怀孕，影响身体健康。

3. 健康指导　嘱孕妇加强孕期营养，多食新鲜蔬菜、水果、瓜豆类、肉类、动物肝脏及肾等食物。

产前检查时，孕妇必须定期检测血常规，尤其在妊娠后期。妊娠 4 个月起应常规补充铁剂，每日口服硫酸亚铁 0.3g，同时补充维生素 C，有利于铁的吸收。出院后注意休息，保证充足睡眠，合理安排饮食，预防感冒，少去公共场所，避免交叉感染，预防各种出血。按医嘱服药，切勿乱用药物，定期门诊复查血象。

### （七）护理评价

孕妇妊娠及分娩经过顺利，母儿健康状况良好；孕妇能描述有关妊娠合并缺铁性贫血的自我保健知识，了解铁剂的名称、用法、作用和不良反应；孕妇学会使用软化剂、保持大便通畅；孕妇活动耐力增加，气促、虚弱症状改善。

## 二、巨幼红细胞性贫血

### （一）概述

巨幼红细胞性贫血是由叶酸和（或）维生素 $B_{12}$ 缺乏引起的，其特点是外周血呈大红细胞性贫血，骨髓内出现巨幼红细胞系列。另外，还会有血红蛋白值偏低、血小板、白细胞数量减少等现象。国外报道本病发生率为 0.5% ~ 2.6%，国内报道为 0.7%。

### （二）病因

妊娠期本病 95% 由于叶酸缺乏。单纯因维生素 $B_{12}$ 缺乏而发病者很少。叶酸和维生素 $B_{12}$ 均为 DNA 合成过程中的重要辅酶。当叶酸和（或）维生素 $B_{12}$ 缺乏，可引起脱氧核糖核酸合成障碍，导致红细胞核发育停滞，细胞质中核糖核酸因不能转变成脱氧核糖核酸而大量聚积，故细胞增大，而红细胞核发育处于幼稚状态，形成巨幼红细胞。因其寿命较正常红细胞短，过早死亡而发生贫血。引起叶酸与维生素 $B_{12}$ 缺乏的原因有以下几种：

1. 妊娠期叶酸的需要量增加　非孕妇女每日需叶酸 50 ~ 100μg，妊娠期间增加至 300 ~ 400μg，多胎妊娠时需要量更多。

2. 吸收减少　妊娠期间胃酸分泌减少，肠蠕动减弱，影响叶酸吸收，若新鲜蔬菜及动物蛋白摄入不足，更易缺乏。

3. 从肾脏排泄增加　妊娠期间肾血流增加，肾小管再吸收减少，使尿中叶酸的排泄量增多，若并发感染或其他妊娠并发症，更易发生巨幼红细胞性贫血。

### （三）巨幼红细胞性贫血对孕妇及胎儿的影响

重症贫血可导致贫血性心脏病、妊娠期高血压疾病、胎盘早剥、产褥感染等。叶酸缺乏可导致胎儿神经管缺陷等多种畸形。流产、早产、胎儿生长受限或死胎的发生率也大大增加。

### （四）护理评估

1. 健康史　询问是否有饮食不当、吸收不良或代谢性障碍的病史。评估孕妇的贫血程度（头晕、疲倦感、皮肤黏膜情况、血象和骨髓象）。评估胎儿宫内发育情况。评估孕妇对妊娠合并贫血的了解程度，对妊娠合并贫血的注意事项的了解程度和对所用药物的方法、作用和不良反应的了解程度。

2. 临床表现　叶酸和（或）维生素 $B_{12}$ 缺乏的临床症状、骨髓象及血象的改变均相似，但维生素 $B_{12}$ 缺乏可引起神经系统症状，而叶酸缺乏无神经系统症状。

本病多发生于妊娠后半期，起病较急，贫血多为中度、重度。呈贫血貌，皮肤黏膜苍白，舌炎、舌乳头萎缩、水肿、脾肿大、表情淡漠等。患者常感乏力、头晕、心悸、气短；有消化不良、呕吐、腹泻等消化系统症状，也可能有周围神经变性导致的肢端麻木、针刺、冰冷等感觉异常以及行走困难等神经系统症状。

3. 辅助检查

（1）外周血象：呈大红细胞、高血红蛋白性贫血，网织红细胞大多减少，中性粒细胞核分叶过多，通常有血小板减少。

（2）骨髓象：红细胞系统呈巨幼细胞增多，核染色质疏松，可见核分裂。

（3）叶酸和维生素 $B_{12}$ 的测定：若血清叶酸值 < 6.8mmol/L、红细胞叶酸值 < 227nmol/L，提示叶酸缺乏。若叶酸值正常，应测孕妇血清维生素 $B_{12}$ 值，若 < 74pmol/L 提示维生素 $B_{12}$ 缺乏。

4. 心理 – 社会评估　评估孕妇对疾病的反应。因为担心贫血而影响胎儿正常发育而产生焦虑，也可能因为缺乏妊娠合并贫血的相关知识而不接受现实。

5. 治疗原则

（1）妊娠期加强营养，多吃新鲜蔬菜。

（2）叶酸 10 ~ 20mg，每日 3 次口服，或肌注叶酸 15mg，每日 1 次，直至症状消失、贫血纠正。若治疗效果不显著，应检查有无缺铁，可同时补充铁剂。

（3）维生素 $B_{12}$ 100μg 肌注，每日 1 次，连续 2 周，以后改为每周 2 次，直至血红蛋白恢复正常。有神经系统症状者，单独用叶酸有可能使神经系统症状加重，应及时补充维生素 $B_{12}$。

（4）血红蛋白 < 60g/L 时，可少量间断输新鲜血或浓缩红细胞。

（5）分娩时避免产程延长，预防产后出血，预防感染。

## （五）护理诊断和医护合作性问题

1. 活动无耐力　与血红蛋白缺乏，无法提供足够氧气维持身体活动所需有关。

2. 知识缺乏　缺乏妊娠合并贫血的保健知识及服用药物的重要性的知识。

3. 围产儿有受伤的危险　与母亲贫血、早产有关。

## （六）计划与实施

1. 预期目标

（1）孕妇活动耐力增加，能有效地配合治疗与护理。

（2）孕妇及家属能掌握缺乏叶酸、维生素 $B_{12}$ 对妊娠及胎儿的影响。

（3）围生儿健康。

2. 护理措施

（1）加强孕期营养指导，改变不良饮食习惯。建议多摄取肉类、豆类、奶类以及动物肝脏和肾脏等食物，以增加维生素 $B_{12}$ 的摄取；多摄取新鲜蔬菜和水果以改善叶酸的缺乏。对有高危因素的孕妇，应从妊娠 3 个月开始每日口服叶酸 0.5 ~ 1mg，连续 8 ~ 12 周。

（2）指导孕妇了解叶酸缺乏对妊娠的影响，使之能按时服用。重度贫血的孕妇需减少工作量，适当休息。

（3）注意观察重度贫血者的生命体征。孕期定期监测患者的心率、呼吸、血压及体重等，警惕贫血性心脏病及急性心力衰竭的发生。

（4）注意观察胎儿生长发育情况及胎心变化，以防胎儿生长受限、胎儿宫内窘迫、死胎等。

（5）警惕产后出血：贫血产妇易发生因宫缩乏力所致的产后出血，且贫血对失血的耐受力差，故产后应注意观察阴道流血情况。分娩时避免产程延长，积极处理第二产程，严格无菌技术操作，预防产后出血及感染。

3. 健康指导　介绍贫血疾病常识，使其做到主动预防，减少疾病发作，做好防护工作，定期检查血象。指导合理选择膳食，避免偏食。告知产妇如有发热、咳嗽、头痛、消化道出血、牙龈出血等症状，应及时就诊。

## （七）护理评价

孕妇活动耐力增加，气促、虚弱和疲倦感改善；孕妇能描述有关妊娠合并贫血的自我保健知识、所用药物的名称、用法、作用及不良反应；胎儿宫内生长发育良好，出院时母婴健康状况良好。

## 三、再生障碍性贫血

### （一）概述

再生障碍性贫血，简称再障，是由多种原因引起骨髓造血干细胞增殖与分化障碍，导致全血细胞（红细胞、白细胞、血小板）减少为主要表现的一组综合征。包括原发性（病因不明）与继发性（病因明确）再障两种情况。国内报道，妊娠合并再障占分娩总数的 0.3‰ ~ 0.8‰。

### （二）病因

再障的病因较为复杂，半数为原因不明性的原发性再障，少数女性在妊娠期发病，分娩后缓解，再次妊娠时复发。目前认为妊娠不是再障的原因，但妊娠可能使再障病情加重。

### （三）再障对孕妇及胎儿的影响

妊娠期，孕妇血液相对稀释，贫血加重，易发生贫血性心脏病，甚至造成心力衰竭。由于血小板数量减少和质量的异常以及血管壁脆性及通透性增加，可引起孕妇鼻黏膜、胃肠道黏膜出血。由于外周血粒细胞、单核细胞及丙种球蛋白减少、淋巴组织萎缩，使孕妇防御功能低下，易引起感染。另外，再障孕妇妊娠期高血压疾病、颅内出血、心力衰竭及严重呼吸道、泌尿道感染或败血症等的发生率增加，是再障孕产妇的重要死因。

一般认为，孕期血红蛋白大于 60g/L 对胎儿影响不大。分娩后能存活的新生儿一般血象正常，极少发生再障。孕期血红蛋白小于 60g/L 对胎儿不利，可导致流产、早产、胎儿生长受限、死胎及死产。

### （四）护理评估

1. 健康史　了解患者的用药史、是否接触过有害物质（苯、放射线）等，起病急缓、持续时间等。

2. 临床表现　主要表现为进行性贫血、皮肤和内脏出血及反复感染，肝、脾淋巴结多无肿大。可分为急性和慢性，孕妇以慢性居多。

3. 辅助检查

（1）血象：呈正细胞型，全血细胞减少，主要是中性粒细胞减少、血小板减少，出血时间延长。

（2）骨髓象：骨髓象显示多部位增生减低或严重减低，幼粒细胞、幼红细胞、巨核细胞均减少，淋巴细胞相对增高。

4. 心理 – 社会评估　孕妇及家属因疾病久治不愈而焦虑，也因担心孕妇及胎儿的安危而焦虑，甚至产生悲观情绪。

5. 治疗原则　应由产科医师及血液科医生共同处理，主要以支持疗法为主。其治疗原则为纠正贫血，预防出血和感染，保证胎儿在宫内良好存活。

（1）妊娠期：再障患者在病情未缓解之前应避孕。若已经妊娠，在妊娠早期做好输血准备的同时行人工流产。妊娠中、晚期孕妇，因终止妊娠有较大危险，应加强支持治疗，在严密监护下妊娠至足月分娩。

①支持疗法：注意休息，加强营养，间断吸氧，少量、间断、多次输新鲜血或间断成分输血，如白细胞、血小板及红细胞悬液。

②出现明显出血倾向者给予肾上腺皮质激素（泼尼松）治疗，但皮质激素抑制免疫功能，易致感染，不宜久用。也可用蛋白合成激素，羟甲烯龙 5mg，每日 2 次口服，有刺激红细胞生成的作用。

③选用对胎儿无影响的广谱抗生素预防感染。

（2）分娩期：一般以阴道分娩为宜。缩短第二产程，防止第二产程用力过度，造成脑等重要脏器出血或胎儿颅内出血。可适当助产，但要避免产伤。产后仔细检查软产道，认真缝合伤口，防止产道血肿形成。有产科手术指征者，行剖宫产术时一并将子宫切除为宜，以免引起产后出血及产褥感染。

（3）产褥期：继续支持治疗，应用宫缩剂加强宫缩，预防产后出血，广谱抗生素预防感染。

**（五）护理诊断和医护合作性问题**

1. 活动无耐力　与全血细胞减少有关。
2. 知识缺乏　缺乏妊娠合并再障的相关知识。
3. 皮肤完整性受损　与血小板减少有关。
4. 焦虑　与担心自身疾病及胎儿预后有关。

**（六）计划与实施**

1. 预期目标

（1）孕妇活动耐力增加，能有效地配合治疗与护理。

（2）孕妇及家属了解疾病相关知识，能遵医嘱按时服药。

（3）住院期间，孕产妇未发生感染等并发症。

（4）孕妇及家属能有效表达其焦虑情绪。

2. 护理措施

（1）加强孕期护理：指导患者进食高热量、高蛋白、高维生素饮食，增加其抵抗力；注意休息，左侧卧位，间断吸氧。住院后应注意保护性隔离，做好生活护理；若患者血红蛋白低于 60g/L，应遵医嘱给予少量多次输新鲜血。使用激素治疗时，应积极预防各种感染。

（2）分娩期护理：临产前开放静脉通路，备好充足的新鲜全血。加强床旁护理，可给予适量镇静剂，减少产妇躁动，避免皮下及内脏出血。缩短第二产程，避免产妇过度用力致颅内出血。保护会阴，避免侧切伤口，因贫血可影响伤口的愈合。胎盘娩出后，静脉滴注缩宫素，维持子宫收缩减少出血，持续 4 ~ 6 小时，宫缩良好，出血不多，可停止静滴。

（3）产褥期护理：产褥期应多卧床休息，避免过早起床活动；产妇不宜哺乳，应尽早退乳。产后 24 小时内，严密观察阴道出血及子宫收缩情况，若会阴有伤口，应观察其有无渗血及血肿。剖宫产者，腹部伤口可加压包扎。做好口腔护理及会阴护理，注意感染迹象。

3. 健康指导　产后告知患者应严格避孕，以免再次妊娠，对身体造成更大伤害。

**（七）护理评价**

出院时，母婴健康状况良好；孕产妇及家属的焦虑心理减轻，情绪稳定。

# 第十二节　妊娠并发急性肾盂肾炎

## 一、概述

急性肾盂肾炎是妊娠期常见的并发症，其发病率占孕妇的 1% ~ 2%；其中部分患者为无症状菌尿症、容易被漏诊。若不彻底治疗可反复发作，发展为慢性肾盂肾炎，甚至发展成为肾功能衰竭，危及生命。

## 二、病因

妊娠期下列生理变化可诱发肾盂肾炎发生：

（1）雌、孕激素分泌大量增加，雌激素使肾盂、肾盏、输尿管及膀胱肌层肥厚，孕激素则使其扩张、蠕动减弱，膀胱对张力的敏感性减弱易发生过度充盈，排尿不完全使残余尿增多，为细菌在膀胱繁殖创造条件。

（2）孕期增大的子宫压迫盆腔内输尿管而形成不同程度的机械性梗阻，因子宫右旋，右侧输尿管扩张扭曲更明显，从而形成蠕动减慢、尿道不畅、尿液瘀滞等尿路感染的诱因。

（3）妊娠中期以后，增大的子宫和胎头将膀胱向上推移，易有排尿不畅和尿潴留。

（4）孕期尿液中葡萄糖、氨基酸等营养物质含量增加，有利于细菌生长，形成孕期无症状菌尿。由于上述改变，再加上女性尿道短，尿道口接近肛门，细菌易沿尿道上行而感染，产时、产后导尿也是引起感染的原因之一。致病菌以革兰阴性杆菌多见。此外，妊娠期呕吐、偏食等致孕妇体质较差、抵抗力降低和免疫性肾组织损害，对疾病抵抗力下降，也是炎症的诱发因素。

### 三、急性肾盂肾炎对妊娠的影响

急性肾盂肾炎所致的高热可引起流产、早产。高热若发生在妊娠早期，还可使胎儿神经管发育障碍，无脑儿发病率明显增高。孕妇的急性肾盂肾炎叮诱发或加重妊娠期高血压疾病，引起死产、早产、败血症等。妊娠期急性肾盂肾炎有 3% 可能发生中毒性休克。

### 四、护理评估

#### （一）健康史

询问患者的全身情况、有无肾盂肾炎既往史、泌尿系统症状，并了解患者的年龄及经产数量，因无症状性菌尿症的发病率随年龄及经产数量而增加。

#### （二）临床表现

1. 无症状性菌尿症　即患者有菌尿而临床却无泌尿系统感染症状或仅有轻微腰痛，容易被忽视。涂片每个高倍视野均可见细菌或培养菌落计数超过 $10^5$/mL 时，称为细菌尿。无症状菌尿症发生率为 20%～10%，是早产和低体重儿出生的高危因素。

2. 症状性肾盂肾炎　患者尿常规检查发现菌尿症，伴腰痛、高热、寒战、肾区叩痛、3% 发生中毒性休克。

（1）全身症状：起病急骤，突然出现寒战、发热（体温常达 40℃ 以上，也可低热）、头痛、周身酸痛、恶心、呕吐等症状。

（2）泌尿系统症状及体征：有腰痛以及尿频、尿急、尿痛、排尿未尽感等膀胱刺激症状，一昼夜排尿 10 余次，排尿时伴有下腹疼痛。肋腰点（腰大肌外缘与第 12 肋骨交叉处）有压痛，肾区叩痛阳性。

#### （三）辅助检查

1. 尿常规检查　每高倍视野白细胞数量超过 10 个或聚集成团，也可有蛋白尿、血尿及管型尿。

2. 中段尿培养细菌数　收集的清洁中段尿含细菌数 ≥ $10^5$/mL，主要是大肠杆菌，其次为厌氧菌。

3. 血尿素氮及肌酐检查　确定肾功能有无受损。

4. 血常规检查　白细胞计数 > $10 × 10^9$/L，中性粒细胞 > 80%。

#### （四）心理－社会评估

孕妇及家属往往担心胎儿安危，害怕引起早产、胎儿发育不良、死胎等，出现烦躁、焦虑、恐惧等负性心理。

#### （五）治疗原则

治疗原则是控制感染及保持尿液通畅。

（1）卧床休息：妊娠晚期应取侧卧位。左右轮换，以减少子宫对输尿管的压迫，使尿液引流通畅。

（2）鼓励患者多饮水或静脉滴注 5% 葡萄糖液，使每日尿量不少于 2 000mL。

（3）抗生素控制感染：根据中段尿培养和药敏试验结果选用抗生素，抗生素用量要足，但又要考虑药物对胃功能及胎儿的损害。首选对革兰阴性杆菌有效而同时对胎儿、新生儿无不良影响的药物，如氨苄西林、头孢菌素类药物。避免使用对胎儿影响较大的抗生素，如磺胺类药物、链霉素等。诊断为双肾功能不良者，应根据病情适当减量，以防药物蓄积中毒。此外，还可给予清热、泻火、利水、通淋为主的中药，如八珍汤加减等。

## 五、护理诊断和医护合作性问题

1. 知识缺乏　缺乏急性肾盂肾炎的相关知识。
2. 排尿形态改变　与肾盂肾炎、尿路感染有关。
3. 焦虑　与缺乏对疾病的认知有关。

## 六、计划与实施

### （一）预期目标

1. 孕妇及家属能说出急性肾盂肾炎的相关知识及自我护理措施。
2. 孕妇能维持正常的排尿功能。
3. 患者情绪稳定，积极配合治疗与护理。

### （二）护理措施

1. 病情观察　密切观察病情变化，每4小时监测体温、脉搏、呼吸、血压1次。高热患者应及时采取降温措施，出汗多时及时更换床单、衣裤，保持皮肤清洁干燥。询问患者腰痛有无加剧，观察尿量、尿色及尿中有无脱落坏死组织，警惕肾脓肿、肾乳头坏死等并发症的发生。

2. 尿路刺激征护理　因站立或坐位肾脏受牵拉而加重疼痛，嘱患者卧床休息，单侧感染向健侧卧，双侧感染则左右轮换，以保持尿液引流通畅。指导患者多饮水，每天饮用3000mL，以达到冲洗尿路的目的。鼓励患者听音乐、看电视、与室友聊天等分散注意力。尿路刺激症状明显者，遵医嘱口服碳酸氢钠碱化尿液，保持外阴清洁，每日用0.5%聚维酮碘液冲洗会阴1次。

3. 胎儿监护　加强胎儿监护，每2小时监测胎心1次，为避免诱发宫缩，监测时动作应轻柔。严密观察孕妇有无宫缩、阴道流液流血、腹痛或腹胀等情况，发现异常立即报告医生，如保胎失败，早产不可避免，应做好接生及新生儿抢救准备工作。

4. 用药护理

（1）抗生素：抗生素的选择尤为重要，既要考虑治疗效果，又要避免对孕妇和胎儿产生不良影响，尽量选择对胎儿没有毒性和致畸性的药物。使用抗生素后注意血常规变化、体温是否降至正常、尿路刺激征及腰痛症状有无改善。嘱患者按时、按量、按疗程服药，切勿随意停药，以达到彻底治疗的目的。

（2）宫缩抑制剂：急性肾盂肾炎伴高热易引起早产，先兆早产者需使用宫缩抑制剂。遵医嘱给予25%硫酸镁20～40mL加入5%葡萄糖液500mL静脉滴注，直至宫缩消失，滴速每小时1～2g，每1小时巡视1次，观察滴速、液体有无外渗及有无硫酸镁中毒症状。

5. 心理护理　护士应认真观察患者言行表现，感知患者的情绪，适时进行疾病相关知识宣教，耐心解答患者的提问，及时将病情好转表现告知患者，减轻患者心理压力。重视与家属沟通，获得其配合。

### （三）健康指导

妊娠期急性肾盂肾炎的再发率较高，如急性期治疗不彻底，可反复发作成为慢性，给孕妇及胎儿造成危害。因此，护理人员应嘱患者按医嘱服药，按时复查尿常规、尿培养；多饮水，便后清洗外阴，保持外阴清洁干燥；定期胎心电子监护、B超检查，教会患者自数胎动，发现异常及时就诊，并嘱产妇常采取左侧卧位，增加子宫胎盘血流量，避免胎儿宫内缺氧。

## 七、护理评价

出院时母婴的健康状况良好；孕妇的尿路刺激症状消失；孕妇及家属的焦虑症状减轻，情绪稳定。

# 第七章

# 手术室护理

## 第一节　手术前患者的护理

### 一、概述

手术前期指从患者决定接受手术治疗到患者送至手术室为止。此段时期的工作称为术前护理。术前护理的重点是在全面评估的基础上，做好术前准备，纠正患者的生理和心理问题，提高对手术和麻醉的耐受能力，将手术风险降到最低。根据手术目的及时限不同将手术分为以下几类：

1. 按手术目的分类　①诊断性手术：目的是明确诊断，如剖腹探查术、取活体组织检查术等；②根治性手术：目的是彻底治愈疾病，如痔切除术、多指（趾）切除术等；③姑息性手术：目的是减轻症状，提高生存质量，如直肠癌晚期，不切除肿瘤，单纯进行结肠造瘘术（人工肛门）以缓解患者梗阻、中毒症状，减轻痛苦，提高生存质量。

2. 按手术时限分类　①急症手术：需在最短时间内进行必要的准备后迅速实施的手术，如外伤性肠破裂、脾破裂等；②限期手术：手术时间可以选择，但有一定时限，应在尽可能短的时间内做好术前准备，如各类恶性肿瘤的根治性手术，各类闭合性骨折的内固定术等；③择期手术：手术时间没有期限的限制，可在充分的术前准备后进行手术，如各类无并发症的良性肿瘤摘除术等。

### 二、护理评估

#### （一）健康史

了解与手术相关疾病的诱因、主诉、症状、体征。询问家属或患者既往有无各系统的急、慢性疾病，如糖尿病、高血压等。详细了解创伤、手术史，家族遗传史，用药、过敏史，女性患者了解月经、婚育史。

#### （二）身心状况

1. 生理状况

（1）年龄：婴幼儿各系统功能发育尚未完善，老年人各系统脏器功能趋于退化，他们对各种意外、损伤适应性和对手术的耐受力均较成年人差。因此对婴幼儿应重点评估其生命体征、体重和出入液量的变化；老年人应全面评估其身体各系统功能。

（2）营养状况：根据患者的身高、体重、肱三头肌皮肤褶皱度、臂肌围及食欲，精神状态、劳动能力和实验室检查结果（如血浆蛋白含量）等评判患者营养状况。

2. 重要脏器功能状况

（1）心血管系统：①脉搏、速率、节律和强度；②血压、脉压；③皮肤色泽、温度及有无水肿；④体表血管有无异常：如有无颈静脉怒张和四肢浅静脉曲张；⑤了解有无增加手术危险性的因素：如高血压、冠心病、心肌梗死、心力衰竭等。

（2）呼吸系统：①胸廓形态；②呼吸的频率、深度和形态；③呼吸运动是否对称；④有无呼吸困难、咳嗽、咳痰、胸痛、哮喘或发绀等；⑤有无上呼吸道感染。了解有无增加手术危险的因素，如肺炎、肺结核、支气管扩张、哮喘及慢性梗阻性肺疾病等。

（3）泌尿系统：①排尿情况：有无排尿困难、遗尿、尿频或尿失禁等；②尿液情况：尿液浊度、颜色、尿量及尿比重等，了解有无增加手术危险的因素，如肾功能不全、前列腺肥大或急性肾炎等。

（4）神经系统：①患者是否有头晕、头痛、眩晕、耳鸣、瞳孔大小不等或步态不稳；②了解有无增加手术危险的因素，如颅内压增高或意识障碍等。

（5）血液系统：患者是否经常有牙龈出血、皮下紫癜或外伤后出血不止等。了解有无增加手术危险的因素，如出血倾向的疾病等。

（6）其他：①肝脏疾病：如肝硬化、腹腔积液等；②内分泌系统疾病：如甲状腺功能亢进、糖尿病或肾上腺皮质功能不全等；③水电解质紊乱等。

3. 辅助检查　了解实验室各项检查结果、影像学检查结果，以及心电图、内镜检查报告和其他特殊检查结果。

4. 手术耐受力　评估患者的手术耐受力。耐受良好：全身情况较好，无重要内脏器官功能损害，疾病对全身影响较小者；耐受不良：全身情况不良，重要内脏器官功能损害较重，疾病对全身影响较明显，手术损害大者。

5. 心理－社会状况　了解患者的心理问题及产生心理问题的原因；了解家庭成员、单位同事对患者的关心及支持程度；了解家庭的经济承受能力等。

### 三、护理诊断与合作性问题

1. 焦虑/恐惧　与罹患疾病、接受麻醉和手术、担心预后住院费用高、对住院环境陌生等有关。
2. 营养失调：低于机体需要量　与禁饮食导致进食不足、分解代谢增强、合成代谢降低有关。
3. 睡眠型态紊乱　与居住环境发生变化、担心手术和疾病预后有关。
4. 知识缺乏　缺乏手术、麻醉相关知识及术前准备知识。
5. 体液不足　与疾病所致体液丢失、液体摄入量不足等有关。

### 四、护理目标

患者情绪平稳，能配合各项检查；患者营养状态改善；患者安静入睡，休息充分；患者体液平衡得到恢复和维持；患者对疾病有充分认识，能说出治疗及护理的相关知识及配合要点；患者体液得以维持平衡。

### 五、护理措施

（一）心理护理

1. 心理护理　患者入院时主动、热情迎接，建立良好护患关系；在做术前准备工作时，应耐心向患者或家属讲解手术的目的、意义、方法、预后、要求等，使患者对手术有全面的了解，取得患者和家属的配合；通过一些功能训练，缓解患者紧张情绪，使其正确认识并面对手术。

2. 社会支持　在不影响治疗和休息的前提下，安排家属、朋友、同事探望患者；允许的情况下同意家属陪伴；告知探视、陪伴人员使用正性语言鼓励、安慰患者，增强患者面对疾病的信心和勇气。

（二）一般护理

1. 饮食和休息　根据病情进行饮食指导，鼓励患者摄入营养丰富、易消化的食物，必要时加强营养。指导患者活动与休息相结合，减少明显的体力消耗，保持病房安静，以保证患者的睡眠时间。

2. 呼吸道准备　吸烟者术前2周禁烟。有肺部感染者积极控制感染，指导患者进行深呼吸和有效排痰法训练，对有痰不能咳出者，教会患者由气管深部咳嗽和咳痰，并结合叩背排痰；痰多无力咳出者可遵医嘱给予雾化吸入或在无菌操作下吸痰；对没有禁饮食和心肺功能良好的患者应鼓励多饮水，2 000～3 000mL/日；根据病情选择合适的卧位，病情许可鼓励患者下床活动。

3. 消化道准备

（1）非胃肠道手术：成人择期手术，术前禁食8～12小时，禁饮4小时。以防麻醉或术中呕吐引起窒息或吸入性肺炎。

（2）胃肠道手术：术前 3 ~ 4 天少渣饮食，1 ~ 2 天流质饮食，常规放置胃管；有幽门梗阻者术前 3 天晚，每晚睡前用生理盐水洗胃，以排出胃内潴留食物，减轻胃黏膜充血、水肿；结肠、直肠手术术前 3 天口服肠道不吸收的抗生素，术晨放置胃管，术前 1 日及手术当天清晨行清洁灌肠或结肠灌洗，以减少术后感染机会。急症手术和结、直肠癌患者不予灌肠。

4. 排便练习　由于排便习惯发生变化，多数人不习惯床上排便，易发生尿潴留和便秘。因此，术前必须进行排便练习。

5. 手术区皮肤准备　又称备皮，指对手术野的皮肤进行剃毛、清洗，以保证手术区域清洁，避免发生感染，利于切口愈合。术前 1 日，协助患者沐浴、剪指（趾）甲、更换清洁衣裤，注意防止着凉。手术区皮肤准备范围包括切口周围至少 15cm 的区域。

（1）常用手术部位皮肤准备范围（表 7-1）。

（2）用物准备：治疗盘内有剃毛刀架及刀片、纱布、橡胶单及治疗巾、毛巾、乙醚、棉签、手电筒、弯盘，治疗碗内盛肥皂水及软毛刷，脸盆盛热水。骨科手术备皮另备 70% 乙醇溶液、无菌巾、绷带。

### 表 7-1　常用手术皮肤准备范围

| 手术部位 | 备皮范围 |
|---|---|
| 颅脑手术 | 剃去全部头发及颈部毛发，保留眉毛（图 7-1） |
| 颈部手术 | 上至下唇，下至乳头，两侧至斜方肌前缘（图 7-2） |
| 乳房手术 | 上起锁骨上部，下至脐水平，两侧至腋后线，包括同侧上臂 1/3 和腋窝部，剃去腋毛（图 7-3） |
| 胸部手术 | 上起锁骨上及肩下，下至脐水平，包括患侧上臂和腋下，胸背均应超过中线 5mm 以上过中线（图 7-4） |
| 腹部手术 | 上腹部手术：上至乳头连线，下至耻骨联合会阴，两侧至腋后线；下腹部手术：上自剑突，下至大腿上 1/3 前内侧，两侧至腋后线，包括会阴部，剔除阴毛（图 7-5） |
| 肾手术 | 上至乳头连线，下至耻骨联合，前后均过正中线（图 7-6） |
| 股沟腹手术 | 上至脐平线，下至大腿上 1/3 内侧，两侧至腋后线，包括会阴区，并剔除阴毛（图 7-7） |
| 会阴及肛周手术 | 上至髂前上棘，下至大腿上 1/3，包括会阴及臀部，剔除阴毛（图 7-8） |
| 四肢手术 | 以切口为中心，包括上、下、两侧 20cm 以上，一般超过远近端关节或为整个肢体（图 7-9） |

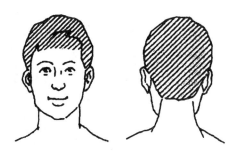

图 7-1　颅脑手术备皮范围

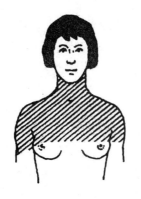
图 7-2　颈部手术备皮范围

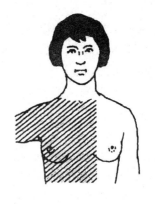
图 7-3　乳房手术备皮范围

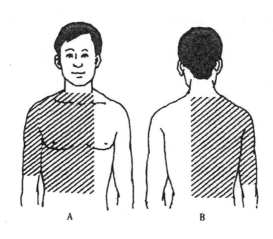
图 7-4　胸部手术备皮范围
A. 正面；B. 背面

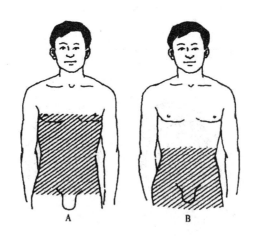
图 7-5　腹部手术备皮范围
A. 上腹部手术；B. 下腹部手术

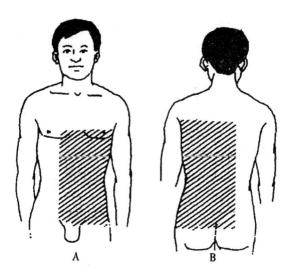

图 7-6 肾手术备皮范围

A. 正面；B. 背面

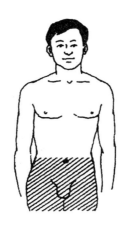

图 7-7 腹股沟手术备皮范围

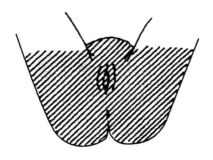

图 7-8 会阴及肛周手术备皮范围

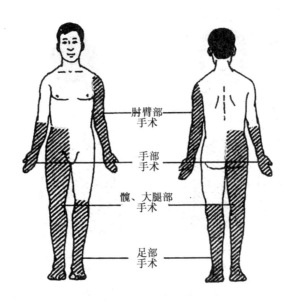

**图7-9 四肢手术备皮范围**

（3）操作步骤：①向患者做好解释工作，将其接至换药室（处置室），如在病房床前备皮需用屏风遮挡。②铺橡胶单及治疗巾以保护床单，暴露备皮部位。③软毛刷蘸肥皂水涂局部，一手用纱布绷紧皮肤；另一手持剃毛刀分区剃尽毛发。④剃毕用手电筒照射，仔细检查毛发是否剃净及有无刮破皮肤。⑤毛巾浸热水洗净局部皮肤及肥皂液。⑥腹部手术者需用棉签蘸取乙醚清除脐部污垢和油脂。⑦骨科无菌手术，手术前3天开始准备皮肤。即术前第3天当日用肥皂水洗净皮肤，70%乙醇溶液消毒，无菌巾包扎；术前第2天再做消毒与包扎；术前1天剃净毛发，继续清洗、消毒、包扎；手术日晨重新消毒包扎。⑧备皮完毕，整理用物，妥善安置患者。

（4）注意事项：①剃刀片应锐利。②剃毛前用温肥皂液棉球涂擦患者皮肤。③剃毛时应绷紧皮肤，不能逆行剃除毛发，以免损伤毛囊。④剃毛后需检查皮肤有无破损、发红等异常情况，一旦发现应详细记录并报告医生。⑤操作应动作轻柔、熟练，注意患者保暖。⑥皮肤准备时间越接近手术开始时间越好，一般择期或限期手术于手术前24小时内备皮。小儿皮肤准备一般不剃毛，只做清洁处理。

6. 完善术前检　查正确执行医嘱，完善各种检查，如交叉配血、过敏试验等。

7. 手术日晨准备

（1）测量生命体征，若发现患者有体温、血压升高或女患者月经来潮时，及时通知医生，必要时延迟手术。

（2）更换病员服，摘除佩戴的饰物和活动的义齿，戴一次性手术帽（包住全部头发）。

（3）胃肠道及上腹部手术者，术前置胃管；盆、腹腔等手术者，应留置导尿管，使膀胱处于空虚状态，以免术中误伤（不需要留置尿管者要排空二便）。

（4）遵医嘱正确使用术前用药。

（5）准备好手术需要的病历、X线片、CT片、MRI片、引流瓶、药品等，随患者带入手术室；与手术室接诊人员仔细核对患者、手术部位及名称等，做好交接。

**（三）急症手术患者的护理**

患者按常规做皮肤准备、配血、做药物过敏试验及麻醉前准备。一般急症手术患者手术前要"四禁"，即禁止饮食、禁服泻药、禁忌灌肠、在没有明确诊断前禁服止痛剂。危重患者不宜做复杂的特殊检查。

**（四）配合治疗护理**

1. 加强营养　营养不良的患者易出现失血性休克，创伤修复和切口愈合的能力均下降，易并发感染。因此，术前应尽可能予以纠正。血浆蛋白在30～35g/L的患者应补充富含蛋白质的饮食。根据病情及饮食习惯，与患者、家属共同制订富含蛋白、能量和维生素的饮食计划。若血清白蛋白低于30g/L，则需静脉输注血浆、人体白蛋白及营养支持，以改善患者的营养状况。

2. 水、电解质紊乱和酸碱平衡失调　脱水患者遵医嘱由静脉途径补充液体，记录 24 小时出入量，测体重，纠正低钾、低钙及酸中毒等。

3. 心血管疾病　应经内科控制原发病，加强对心脏功能的监护。①高血压者：血压在 160/100mmHg 以下时可不做特殊准备。血压过高者，给予适宜的降压药物，使血压稳定在一定的水平，但不要求降至正常后才手术。②对心律失常者：遵医嘱给予抗心律失常药，治疗期间观察药物的疗效和不良反应。③对贫血患者：因携氧能力差、影响心肌供氧，手术前应少量多次输血纠正。④对长期低盐饮食和服用利尿剂者：加强水、电解质监测，发现异常及时纠正。⑤急性心肌梗死者：发病后 6 个月内不宜进行择期手术，6 个月以上且无心绞痛发作者，在严密监测下可施行手术。⑥心力衰竭者：最好在病情控制 3～4 周后再考虑手术。

4. 肝疾病　肝功能损害严重的患者常存在贫血、低蛋白血症和凝血功能障碍等，术前必须经严格准备，改善肝功能，提高手术耐受力。

5. 肾疾病　麻醉、手术创伤都会加重肾的负担，术前准备应最大限度地改善肾功能。如需要透析，应在计划 24 小时内进行。合理控制饮食中蛋白质和盐的摄入量，禁用肾毒性药物，注意维持水、电解质及酸碱平衡，定期监测肾功能。

6. 糖尿病　对糖尿病患者的择期手术，应控制空腹血糖于 5.6～11.2mmol/L，尿糖（＋）～（＋＋）。手术宜安排在当日晨尽早进行，以缩短手术前禁食时间，避免发生酮症酸中毒。糖尿病患者在手术中应根据血糖监测结果，静脉滴注胰岛素控制血糖。

7. 改善肺功能　对伴有肺功能障碍的患者术前应注意改善肺功能。有急性呼吸系统感染的患者，如为择期手术应推迟，待感染控制后再行手术；如属急症手术，则需应用抗菌药并避免吸入麻醉。对有肺病史或拟行肺叶切除术、食管或纵隔手术的患者，术前应做血气分析和肺功能检查，评估肺功能；对存在的问题可通过解痉、祛痰、控制感染及体位引流等措施改善呼吸功能。

### 六、护理评价

患者情绪是否平稳，能否配合各项检查；患者营养状态是否得以改善；患者能否安静入睡，休息是否充分；患者体液平衡是否得到恢复和维持；患者对疾病是否有充分认识，能否说出治疗和护理的相关知识及配合要点；患者体液是否得以维持平衡。

# 第二节　手术后患者的护理

手术后护理是指患者从手术完毕回到病室至康复出院阶段的护理。手术创伤导致患者防御能力下降，术后禁食、切口疼痛和应激反应等加重了患者生理、心理负担，不仅影响伤口愈合和康复过程，而且可导致多种并发症的发生。手术后护理的重点是根据患者的手术情况和病情变化等，确定护理问题，采取切实有效的术后监护，预见性地实施护理措施，尽可能减轻患者的痛苦和不适，防治并发症，促进患者康复并给予适当的健康指导。

### 一、护理评估

#### （一）手术情况

评估内容包括：患者的麻醉方式、手术名称；麻醉、手术是否顺利；术中失血、补液、引流、切口包扎及患者的情绪等情况。

#### （二）身体状况

1. 意识状态　注意评估患者麻醉是否清醒，患者能否回答护士的问话，正确判断当前意识状态。
2. 生命体征　根据麻醉方式和手术时间重点观察患者体温、呼吸、脉搏、血压、心率等生命体征的变化。同时，评估患者皮肤、黏膜的温度、颜色，询问感觉和检查肢体的活动度。注意异常生命体征：如"喉鸣音"提示有喉头水肿；血压低，脉搏快、弱提示循环不足。术后体温超过38℃，持续时间长考虑是否发生了感染。

3. 疼痛　评估疼痛的部位、程度、性质、持续时间及有无伴随症状。同时还需要评估疼痛对患者的休息、睡眠、进食的影响。

4. 切口和引流　评估患者切口有无出血、渗血、渗液及愈合情况。评估引流的量、颜色、性质及是否通畅；多管引流者需进行导管标示，以免护理时发生差错。

5. 术后并发症　评估患者有无术后出血、切口感染、切口裂开、深静脉血栓形成等并发症的发生及其相关因素。

6. 其他　注意评估皮肤的完整性，注意有无恶心、呕吐、尿潴留、便秘或便失禁等情况发生。

### （三）心理 - 社会状况

由于切除了某些组织器官如肢体、乳房，致使身体外观发生了改变，患者担心日后的生活、工作、社交会受到影响，或者因为术后的疼痛、疾病恢复缓慢或并发症加重了身体的不适，患者出现对手术是否成功、自己的生命是不是会受到威胁的猜疑心理，导致术后焦虑情绪反而加重。

### （四）辅助检查

手术后进行实验室检查（如血常规、尿常规、血生化等）和其他特殊检查（如B超、X线、造影等），目的是进一步了解患者的手术效果，也为预防和治疗并发症提供依据。

## 二、护理诊断与合作性问题

1. 疼痛　与手术创伤、各种留置导管及特殊体位有关。
2. 有体液不足的危险　与手术导致失血、失液、禁食禁饮、液体量补充不足有关。
3. 活动无耐力　与术后切口疼痛、疲乏、体质虚弱有关。
4. 营养失调：低于机体需要量　与术后禁食、创伤后机体代谢率增高有关。
5. 潜在并发症　术后出血、切口感染、切口裂开、肺部感染、泌尿系统感染、深静脉血栓形成等。

## 三、护理目标

患者疼痛减轻或消除；患者体液平衡得以维持，循环系统功能稳定；患者活动耐力增加，逐步增加活动量；患者术后营养状况得以维持或改善；患者术后并发症得以预防或被及时发现和处理。

## 四、护理措施

### （一）一般护理

1. 交接患者　与麻醉医生和手术室护士做好床边交接。搬运患者时动作轻稳，注意保护头部及各种引流管和输液管道。正确连接各引流装置，调节负压，检查静脉输液是否通畅，注意保暖，但避免贴身放置热水袋取暖，以免烫伤。遵医嘱给予吸氧。

2. 安置卧位　根据患者的手术部位、治疗要求、麻醉方式和苏醒情况安置体位。常见体位如下：①全身麻醉未清醒患者，去枕平卧，头偏向一侧，至完全清醒后根据手术要求改换卧位。②蛛网膜下隙阻滞麻醉患者，去枕平卧6～8小时；硬脊膜外隙阻滞麻醉患者平卧位。③颅脑手术患者生命体征平稳后取15°～30°头高脚底卧位，有利于减轻脑水肿，降低颅内压。④颜面、颈、胸部手术取高半坐卧位，有利于改善呼吸、循环，减轻切口肿胀、疼痛和出血。⑤腹部手术取半卧位或低坡卧位，有利于减轻腹部切口张力、减轻疼痛、引流通畅、炎症局限及改善呼吸。⑥脊柱、臀部手术取俯卧位（脊柱前入路手术取仰卧位）。

3. 饮食与营养　术后患者的饮食由麻醉方式、手术方式、患者的胃肠道功能恢复情况决定。禁食期间应根据医嘱由静脉补充水、电解质和所需能量，并做好禁食期间的基础护理。

（1）腹部手术：一般术后第 5 ~ 6 天进半流质饮食，7 ~ 9 天过渡到软食，如无胃肠道不适可以在第 10 ~ 12 天开始普食，期间禁食易产气食物，如牛奶、豆类制品、高淀粉类食物等。消化道手术术后一般禁食24 ~ 48 小时，待肠蠕动恢复、肛门排气开始进少量流质饮食，然后逐步增至全量的流质饮食。

（2）非腹部手术：进食时间根据麻醉方式、手术类型及患者的全身反应决定。局部麻醉小手术、全身反应小的患者不需要禁食；手术范围大、全身反应明显的患者，待症状全部消失后可以进食；椎管内麻醉，术后无恶心、呕吐，可在术后 4 ~ 6 小时饮水或进少量流质饮食，以后逐步过渡到软食、普食；全身麻醉患者完全清醒，无恶心、呕吐可进流食，逐步过渡到普食。

4. 休息和活动　保持病室安静，减少不必要的干扰，保证患者有足够的休息和睡眠。待病情稳定后，鼓励患者尽早活动，早期活动有利于增加肺活量、减少肺部并发症、改善血液循环、促进切口愈合、预防深静脉血栓形成、促进肠蠕动恢复及减少尿潴留的发生。活动的方法有鼓励患者深呼吸、咳嗽、活动小关节、勤翻身等；除四肢血管手术外，按摩肢体有利于增加血液循环；手术无特殊要求或无严重并发症，患者可以在术后 24 ~ 48 小时下床活动，活动的量、范围、时间根据患者的耐受程度决定；如果患者有休克、心力衰竭、严重感染、出血、极度虚弱则需要延迟活动时间。

5. 切口护理　注意切口的渗出情况，保持敷料清洁干燥，如果敷料被体液浸湿 1/2 以上需要及时换；预防切口感染、切口不愈合、切口裂开等并发症，更换敷料时，注意观察切口愈合情况，如果出现红、肿、热、痛、不愈合、有异味要及时通知医生处理。

6. 引流管护理　引流管的作用是引流渗血、渗液，预防感染、促进伤口愈合。引流管一般置于体腔（腹腔、胸腔）或空腔脏器内（胃、膀胱、胆管）。

（1）护理要点：①妥善固定，防脱落；②保持通畅和有效引流，做到"防扭曲、防压迫、防阻塞"；③引流袋（瓶）每天更换，更换时严格无菌操作、预防感染；④注意观察引流物的颜色、性质、量，并做好记录；⑤注意拔管的指征、时间和方法。

（2）拔管时间：根据引流的性质、引流量的多少和引流物的颜色变化决定。橡皮片引流 1 ~ 2 天；烟卷引流 4 ~ 7 天；腹腔引流管 7 ~ 10 天；T 形引流管 10 ~ 14 天；胃肠减压管 3 ~ 7 天待肛门排气后可以拔除。

**（二）病情观察**

1. 生命体征　大手术、全身麻醉、危重患者，遵医嘱15 ~ 30 分钟监测一次体温、脉搏、呼吸、血压、意识、瞳孔，待病情稳定后改为 2 ~ 4 小时一次；一般手术每 4 小时观察一次并记录。

2. 并发症的观察　注意倾听患者主诉，及时发现呼吸、循环、泌尿、神经系统的异常变化。及时了解实验室和其他特殊检查的结果，做到全面掌握病情变化，有效预防和发现术后并发症的发生。

**（三）治疗护理**

1. 术后不适的护理

（1）疼痛：手术是一种创伤，麻醉作用消失后，患者会出现疼痛，疼痛的高峰一般出现在术后24 ~ 48 小时，随着伤口的愈合疼痛会逐渐减轻。剧烈的疼痛会严重影响休息、削弱机体抵抗力，护理时需要注意以下几点：①准确评估疼痛发生的规律和判断疼痛的程度；②疼痛轻、可以耐受者可以选用心理疏导法缓解，如听音乐、按摩、松弛术等；③疼痛剧烈者，遵医嘱使用镇静、止痛剂，如安定、吗啡、哌替啶等；④在术后 1 ~ 2 天的疼痛剧烈期内可安装镇痛泵，患者可以自己控制使用止痛剂完成镇痛；⑤教会患者在咳嗽、改变体位时双手保护切口，减小切口张力，减轻疼痛。

（2）发热：患者在术后可以出现体温略升高现象，一般不超过38℃，术后 2 ~ 3 天恢复正常，称为外科热或吸收热。是术后患者最常见的症状，一般不需特殊处理。如果体温持续升高或正常后又升高，需要注意是否并发感染。高热患者可以采用冰袋冷敷、温水或酒精擦浴等物理降温；物理降温无效遵医嘱正确使用降温药物，同时注意补充丢失的水、电解质，增加热量供给。

（3）恶心、呕吐：是麻醉后最常见的不良反应；或腹部手术刺激胃肠道，使得胃肠功能紊乱出现急性胃扩张或肠梗阻，从而引起恶心呕吐；也可以因为颅内高压引起呕吐。护理时需要注意以下几点：①使用解痉、止吐剂，或针灸缓解症状；②若经过上述处理症状没有缓解，需要查明原因，如颅内高压引起的，需要降低颅内压，肠梗阻引起的行持续胃肠减压，并查明梗阻的原因；③呕吐发生时注意防止呕吐物误吸引起窒息；并注意保护切口；④呕吐频繁的需要进行实验室检查，了解水、电解质紊乱等并发症的发生情况。

（4）腹胀：腹胀产生的原因主要是术后肠功能恢复差、低钾血症、术中吞入或加压给氧时过多的气体进入胃肠道引起。护理时需要注意以下几点：①根据腹胀的部位，选择胃肠减压或肛管排气；②鼓励患者勤翻身、下床活动，刺激肠蠕动，促进肠功能恢复；③腹部热敷、按摩、补钾等。

（5）尿潴留：多由腰麻阻滞了骶神经、手术切口疼痛不敢排尿或不适应排尿体位改变引起。护理时需要注意以下几点：①采用诱导排尿法，下腹部按摩或热敷；②采用针刺或电兴奋治疗，促进膀胱功能的恢复；③病情许可，给止痛剂或下床排尿；④以上措施失败，在无菌操作下实施导尿术。

2. 术后并发症的预防及护理

（1）术后出血：常发生于术后1～2天。主要原因有术中止血不完善，创面渗血处理不彻底，结扎线脱落、凝血障碍等。主要表现有打开敷料可见明显的新鲜渗血，若发现血液持续性涌出或在拆除部分缝线后看到出血点，可明确诊断；体腔内出血因位置比较隐蔽、不易及时发现而后果严重。当术后早期患者出现休克的各种表现如大量呕血、黑便或引流管中不断有大量血性液体流出，中心静脉压低于5cmH$_2$O，尿量少于25mL/h，尤其是在输给足够液体和血液后，休克征象或实验室指标未得到改善、甚至加重或曾一度好转后又恶化，都提示有术后出血。护理：术后加强观察，随时监测生命体征，一旦确诊为术后出血，及时通知医师，迅速建立静脉通道，完善术前准备，再次手术止血。预防：手术时务必严格止血，结扎规范牢靠，关腹前确认手术野无活动性出血点。

（2）切口感染：常发生于术后3～4天。切口有红、肿、热、痛或波动感等典型体征。护理：加强切口护理，密切监测患者体温；对切口已出现早期感染症状的，应采用勤换敷料、局部理疗、有效应用抗生素等措施；已形成脓肿者，及时切开引流，争取二期愈合，必要时可拆除部分缝线或放置引流管引流脓液，并观察引流液的性状和量。预防：严格完善术前检查和术前准备；术中注意无菌操作；术后注意切口护理，及时发现感染征兆。

（3）切口裂开：多见于腹部及肢体邻近关节处。主要原因有营养不良、切口缝合技术有缺陷及突然增加腹压（如起床、用力大小便、咳嗽、呕吐时）等。其分为完全性（切口全层裂开，可有肠管和网膜脱出）裂开和部分性（深层破裂而皮肤缝线完整）裂开两种。护理：对切口完全裂开者，加强安慰和心理护理，使其保持镇静；禁食、胃肠减压；立即用无菌生理盐水纱布覆盖切口，并用腹带包扎（只包扎不可挤压肠管）；通知医生入手术室重新缝合处理。预防：①手术前后加强营养支持；②手术时用减张缝线，术后延缓拆线时间；③应在良好麻醉、腹壁松弛条件下缝合切口，避免强行缝合造成腹膜等组织撕裂；④切口外适当用腹带或胸带包扎；⑤及时处理引起腹内压增加的因素如腹胀、排便困难。

（4）肺部感染：常发生在胸、腹部大手术后。多见于老年人、长期吸烟和患有急、慢性呼吸道感染者。临床表现为术后早期发热、呼吸和心率加快。患侧胸部叩诊呈浊音或实音。听诊有局限性湿啰音，呼吸音减弱、消失或为管样呼吸音，常位于后肺底部。胸部X线检查见典型肺不张征象。护理：协助患者翻身、拍背及体位排痰，以解除支气管阻塞，使不张的肺重新膨胀；鼓励患者自行咳嗽排痰；保证摄入足够的水分；全身或局部抗生素治疗。预防：①术前锻炼深呼吸，戒烟及治疗原有的支气管炎或慢性肺部感染；②全身麻醉手术拔管前吸净支气管内分泌物；③术后取平卧位，头偏向一侧，防止呕吐物和口腔分泌物的误吸；④胸、腹带包扎松紧适宜，避免因固定或绑扎导致呼吸受限；⑤鼓励患者深呼吸咳嗽、体位排痰或给予药物化痰，促进支气管内分泌物排出。

（5）尿路感染：常继发于尿潴留。主要表现为尿频、尿急、尿痛、排尿困难，一般无全身症状。护理：术后观察膀胱充盈程度，发现有尿潴留征象及早实施诱导排尿，失败后无菌操作下行导尿术；鼓励患者多饮水、勤排尿以起到内冲洗的作用；遵医嘱应用有效抗生素。预防：指导患者尽量自主排尿，防止和及时处理尿潴留是预防尿路感染的主要措施。

（6）深静脉血栓形成：常发生于术后长期卧床、活动减少的老年人或肥胖者，以下肢深静脉血栓形成多见。患者多有小腿或腹股沟区疼痛和压痛，体检示患肢凹陷性水肿，腓肠肌挤压试验或足背屈曲试验阳性。护理：①抬高患肢、制动；②禁忌经患肢静脉输液；③严禁按摩患肢，以防血栓脱落；④溶栓治疗和抗凝治疗，同时加强出、凝血时间和凝血酶原时间的监测。预防：鼓励患者术后早期离床活动；高危患者，下肢用弹性绷带或穿弹性袜以促进血液回流；避免久坐；血液高凝状态者，可给予抗凝药物。

## 五、护理评价

患者疼痛是否得以减轻或消除；患者体液平衡是否得以维持，循环系统功能是否稳定；患者活动耐力是否增加，是否能逐步增加活动量；患者术后营养状况是否得以维持或改善；患者术后并发症是否得以预防或被及时发现和处理。

# 第三节　甲状腺次全切除术护理

## 一、应用解剖（图7-10）

1. 甲状腺位于甲状软骨下方、气管两旁，由中央峡部和左，右两个侧叶构成。峡部有时向上伸出一椎体叶，可藉纤维组织和甲状腺提肌与舌骨相连。峡部一般位于第2～4气管软骨的前面；两侧叶的上极通常平甲状软骨，下极多数位于第5～6气管环。甲状腺由两层被膜包绕并固定甲状腺于气管和环状软骨上。由于外层被膜易于剥离，因此又叫甲状腺外科被膜。两层膜间有疏松结缔组织、甲状腺的动脉、静脉及淋巴、神经和甲状旁腺。手术时分离甲状腺应在两层被膜之间进行。甲状腺借外层被膜固定于气管和环状软骨上，藉左、右两叶上极内侧的悬韧带悬吊于环状软骨上。吞咽时，甲状腺随之上、下移动。

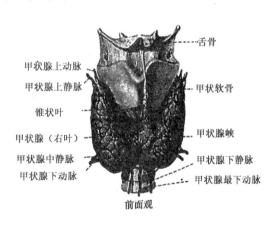

舌骨
甲状腺上动脉
甲状腺上静脉
锥状叶
甲状腺（右叶）
甲状腺中静脉
甲状腺下动脉
甲状软骨
甲状腺峡
甲状腺下静脉
甲状腺最下动脉
前面观

图7-10　甲状腺解剖图

2. 甲状腺血液供应：主要由两侧的甲状腺上动脉和甲状腺下动脉供应。甲状腺上、下动脉的分支之间，以及甲状腺上、下动脉分支与咽喉部、气管、食管的动脉分支之间，都有广泛的吻合、沟通，故在手术时，虽将甲状腺上、下动脉全部结扎，但甲状腺残留部分或甲状旁腺仍有血液供应。甲状腺有3条主要静脉，即甲状腺上、中、下静脉，其中，甲状腺上、中静脉血液流入颈内静脉，甲状腺下静脉血液流入无名静脉。甲状腺的淋巴液流入沿颈内静脉排列的颈深淋巴结。

3. 声带的运动：由来自迷走神经的喉返神经支配。喉返神经行走在气管、食管之间的沟内，多在甲状腺下动脉的分支间穿过。喉上神经亦来自迷走神经，分内支和外支：内支分布在喉黏膜上；外支与甲状腺上动脉贴近、同行，支配环甲肌，使声带紧张。

## 二、适应证

甲状腺肿瘤、甲状腺功能亢进。

## 三、麻醉方式

颈丛阻滞麻醉或全身麻醉。

## 四、手术体位

垂头仰卧位，肩部垫高，头后仰。

## 五、手术切口

在胸骨切迹上二横指沿颈部皮肤横纹作正中弧形切口。

## 六、手术用物

1. 器械类　甲状腺包。
2. 布类　布包、衣包。
3. 其他类　0号丝线、1号丝线、4号丝线、7号丝线、4-0可吸收线、吸引器、电刀、无菌灯罩、18～20号T管、负压引流球、医用封合胶、明胶海绵、标本袋、切口笔。

## 七、手术步骤与配合

1. 保护颈部　两侧递大纱垫两块，折成厚的小方块分别放在颈部两侧，用巾钳固定。
2. 常规消毒皮肤　递有齿镊夹取酒精棉球擦拭切口，用干纱垫擦干。
3. 切开皮肤、皮下组织、胸阔肌　递10号刀切开，纱布拭血，有齿镊提起皮肤电刀切开皮下组织，准备直钳或蚊式钳止血，1号丝线结扎。
4. 分离皮瓣　上至甲状软骨，下至胸骨颈静脉切迹，两侧达胸锁乳突肌缘。递组织钳提起皮缘，电刀分离颈阔肌，弯蚊式钳止血，电凝止血或1号丝线结扎。
5. 牵开颈阔肌，缝扎颈前静脉，切开颈白线　根据情况递小甲状腺拉钩或小双头拉钩牵开颈阔肌。递无齿镊，6×17号圆针4号丝线缝扎颈前静脉，中弯钳两把提起正中线两侧筋膜，电刀切开颈白线。
6. 切断颈前肌（视甲状腺大小决定牵开或横行切断甲状腺前肌群）　递中弯钳一把从一侧颈前肌下方穿至对侧，递有齿直钳两把在中弯上、下各上一把，递10号刀切断或电刀切断。同法处理对侧。
7. 由上至下分离甲状腺组织
（1）缝扎甲状腺做牵引：递无齿镊、8×24圆针4号丝线缝扎一针，线不剪断，做牵引。
（2）分离甲状腺组织：递组织剪、蚊式钳或中弯钳逐步分离甲状腺组织。
（3）分离甲状腺上、下静脉及甲状腺中静脉，结扎后切断：递中弯钳分离、中弯带7号或4号丝线引过而结扎，远端用中弯钳两把夹住后将血管切断，4号丝线结扎；近端用6×17号圆针4号丝线缝扎。
8. 切断甲状腺峡部　递中弯钳贴气管壁前分离甲状腺峡部，用4号或7号丝线结扎后10号刀切断。
9. 切除甲状腺　递弯蚊式钳数把钳夹甲状腺周围，递10号刀沿钳上面切除甲状腺体，保留甲状腺后包膜。递蚊式钳在切面上止血，1号丝线结扎，然后递无齿镊，6×17圆针4号丝线间断缝合腺体残端止血。同法切除另一侧甲状腺。
10. 冲洗切口　递生理盐水冲洗，吸引器头吸尽，更换干净纱布，喷医用封合胶。去除肩部垫枕，清点器械、敷料、缝针等物品数目。
11. 缝合甲状腺前肌群　递无齿镊、8×24号圆针7号丝线间断缝合。
12. 在两侧甲状腺前肌层下放引流管　递18号T管剪成"Y"形后放入引流，中弯钳协助置管。

13. 缝合颈阔肌　递无齿镊、6×17号圆针4号丝线间断缝合。

14. 缝合皮下组织　递酒精棉球擦拭切口周围；递无齿镊、6×17号圆针0号丝线缝合。

15. 皮内法缝合皮肤　递有齿镊、4-0可吸收线行皮内缝合。清点器械、敷料、缝针等物品数目。

16. 覆盖切口　递有齿镊两把对合皮肤，有齿镊夹酒精棉球消毒皮肤，最后递纱布覆盖切口。

### 八、护理要点

1. 因甲状腺血运丰富，组织脆弱，易引起渗血、出血，故术中应快速准确地传递器械，备好钳带线，充分止血，并放好引流管。

2. 术毕，过手术床时，应用手托住患者头颈部，防止患者自行用力，引起出血，保护好引流管，防止引流管脱落。

3. 因甲状腺功能亢进患者基础代谢率高，颈部手术铺单时几乎覆盖了全身，甚至包括头部，因此，在手术消毒前应取走患者身上的被子，避免患者出汗导致体液的丢失。

4. 防止体位并发症，防止电灼伤。

## 第四节　甲状腺癌根治术护理

### 一、应用解剖

详见"甲状腺次全切除术"。

### 二、适应证

甲状腺癌。

### 三、麻醉方式

全身麻醉。

### 四、手术体位

垂头仰卧位，头后仰偏向健侧，垫高肩部。

### 五、手术切口

"X"形或"L"形切口。

### 六、手术用物

1. 器械类　甲状腺包。

2. 布类　布包、衣包。

3. 其他类　0号丝线、1号丝线、4号丝线、7号丝线、4-0可吸收线、花生米、吸引器、电刀、无菌灯罩、18～20号T管、负压引流球、标本袋、医用封合胶、切口笔。

### 七、手术步骤与配合

1. 常规消毒皮肤　递折叠好的大纱垫两块放置在颈部两侧，再递有齿镊夹酒精棉球依次消毒皮肤。

2. 切开皮肤、皮下组织、颈阔肌　递10号刀切开，干纱布拭血，蚊式钳止血，1号丝线结扎或电凝止血。

3. 分离皮瓣　上至下颌骨下缘，下至锁骨，内至颈中线，外至斜方肌前缘。递组织钳提起皮缘，递20号刀或电刀上下分离皮瓣，中弯钳止血。1号丝线结扎或电凝止血，干纱布拭血。

4. 结扎颈外静脉　递小弯钳、小直角钳、梅氏剪分离出颈外静脉，递10号刀切断，4号丝线及1号丝线双重结扎。

5. 切断胸锁乳突肌、肩胛舌骨肌、气管前肌群及颈前肌群　递中弯钳、小直角钳分离，柯克钳钳夹，电刀——切断，递8×24圆针4号丝线贯穿缝扎。

6. 标本内翻，解剖颈外侧区　递10号刀切断颈丛，弯蚊式钳钳夹出血点，0号丝线结扎。

7. 切开颈动脉鞘，确认颈内静脉、迷走神经和颈总动脉　递10号刀或梅氏剪切开，递"花生米"钝性分离。若癌肿浸润颈内静脉，则递小弯钳钳夹静脉、10号刀切断，4号线结扎，5×14圆针1号丝线结扎。

8. 解剖颌下区，分离颌下腺周围包膜连同附近淋巴结脂肪组织　递甲状腺拉钩牵开下颌舌骨肌，递中弯钳梅氏剪分离。

9. 解剖颌下三角区　递梅氏剪、中弯钳，花生米钝性剥离，暴露颌下三角区，小弯钳钳夹出血点，1号丝线结扎或电凝止血。

10. 清除迷走神经和颈动脉周围的脂肪淋巴组织　递中弯钳、直角钳分离、钳夹，梅氏剪逐个清除。

11. 切断带状肌，结扎甲状腺上下动脉　递中弯钳分离、钳夹，10号刀切断带状肌，4号丝线结扎血管。

12. 切除癌肿及周围组织　递电刀沿气管前壁切下标本。

13. 冲洗切口　递生理盐水冲洗，吸引器头吸引，更换干净纱布，清点器械、敷料、缝针等物品数去除肩部垫枕。

14. 于颌下锁骨内、上侧置引流管　递引流管两根，递9×28三角针4号丝线将引流管固定于皮肤。

15. 缝合颈阔肌　递无齿镊，6×17圆针1号丝线缝合。

16. 缝合皮肤　递有齿镊，9×28三角针1号丝线缝合，再次清点物品数目。

17. 覆盖切口　递有齿镊夹酒精棉球消毒皮肤，纱布覆盖切口。

## 八、护理要点

1. 同"甲状腺次全切除术"。

2. 准备术中送快速病理检查，在等待快速病理检查期间，应临时在头部垫一软枕，减轻患者的颈部牵拉。

# 第五节　乳腺癌根治术护理

## 一、应用解剖（图7-11）

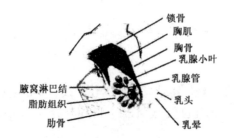

图7-11　乳腺解剖图

（1）女性乳房一般呈半球形，体积有很大的差异，位于前胸部第2肋骨或第3肋骨下至第6肋间，内界胸骨旁，外界腋前线。乳头在乳房前方中央突起，周围有色素沉着，称为乳晕。

（2）乳房由腺体、脂肪和纤维组织构成：乳房腺体有 15～20 个腺叶，分许多腺小叶，腺叶由小乳管和腺泡组成，以乳头为中心，每个腺叶有单独的腺管，呈放射状排列，分别开口于乳头，以储藏乳汁。乳管靠开口的 1/3 段略为膨大，是乳管内乳头状瘤的好发部位。腺体、小叶和腺泡间有结缔组织间隔，腺叶间还有与皮肤垂直的纤维束，上连浅筋膜浅层，下连浅筋膜深层，称 Cooper 韧带。

（3）整个乳房腺体由一层脂肪包围：乳房的深面是胸大肌；覆盖于胸廓前面上部，起于锁骨内半侧胸骨、第 2～6 肋骨或第 7 肋骨和腹直肌鞘到肱骨大结节。胸小肌位于胸大肌的深面，起于第 2～5 肋骨至肩胛骨的喙突。

（4）乳房的血液供应来自降主动脉、胸廓内动脉和腋动脉的 3 个分支。

（5）神经主要是肋间神经的分支，称为肋间臂神经。

（6）乳房的淋巴网很丰富，乳房腺体内各小叶间都有微细的淋巴网。

（7）以胸小肌为标志，将腋区淋巴结分为 3 组

①Ⅰ组：即腋下（胸小肌外侧）组：在胸小肌外侧，包括乳腺外侧组、中央组、肩胛下组及腋静脉淋巴结，胸大肌、胸小肌间淋巴结也归本组。

②Ⅱ组：即腋中（胸小肌后）组：胸小肌深面的腋静脉淋巴结。

③Ⅲ组：即腋上（锁骨下）组：胸小肌内侧锁骨下静脉淋巴结。

## 二、适应证

1. Ⅰ、Ⅱ期乳癌，患者全身情况较好者。

2. 部分Ⅱ期乳癌或放射治疗后，原发病灶及腋窝转移有明显缩小者。

## 三、麻醉方式

全身麻醉。

## 四、手术体位

1. 仰卧位，患侧上肢外展，肩下用沙袋垫高 30°，手术床稍偏向健侧。

2. 仰卧位，患侧上肢外展 90° 并固定在手术台的支架上，注意不要过伸，防止臂丛神经麻痹，并以软枕将胸部垫高 5cm 左右。

## 五、手术切口

以肿瘤为中心环绕乳头和乳晕做一纵梭形切口。

## 六、手术用物

1. 器械类　大包、长四样。

2. 布类　乳腺布包、衣包。

3. 其他类　1 号丝线、4 号丝线、7 号丝线、11 号刀片、50mL 注射器、吸引器、电刀、长电刀头、无菌灯罩、引流管 2 根、负压瓶及连接管 2 套、医用封合胶、7- 氟尿嘧啶、灭菌蒸馏水、标本袋、烧伤棉垫、弹性绷带或胸带、切口笔。

## 七、手术步骤与配合

1. 手术野皮肤常规消毒铺巾：切口处贴手术粘贴巾，保护切口，上肢用小被单包裹至上臂，无菌绷带包扎。

2. 切口的形状大小：按肿块所在位置及大小决定。一般采用距肿块周围 5cm 的梭形切口，向上伸展至锁骨和胸大肌边缘之间，向下延伸至肋缘以下。

3. 游离皮瓣：切开皮肤、皮下组织，电刀止血。用直钳夹住切口皮肤作牵引，用电刀分离皮肤，切除皮下脂肪，上至锁骨，下至腹直肌前鞘，内至胸骨边缘，外侧达背阔肌前缘。出血处一般用电刀止血。

4. 切断胸大肌、胸小肌：将胸大肌在靠近肱骨附着处切断，在锁骨下用手指将胸大肌与胸壁钝性分离。切断锁骨部及胸部肌肉纤维，出血处一般用电刀止血或1号丝线结扎。切开胸小肌筋膜，将胸小肌近喙突处切断向下内方牵引。

5. 处理腋窝部及锁骨上下脂肪组织及淋巴结：将胸大肌、胸小肌一起向下牵引，弯组织剪剪开腋窝部筋膜，用组织剪、花生米游离腋窝部及锁骨上下的脂肪和淋巴结组织，将腋动脉、腋静脉各分支用血管钳钳住切断，清除淋巴结，1号丝线或4号丝线结扎，然后切断胸骨缘及肋骨上面的胸大肌、胸小肌纤维，使乳房连同胸大肌、胸小肌整块切除。出血点一般用电刀止血。

6. 冲洗伤口，隔离：用直钳钳住切口皮肤作牵引，先用蒸馏水浸泡切口，再用盐水冲洗伤口两遍，再用7-氟尿嘧啶浸泡创面。每次冲洗后用纱垫擦干伤口，仔细检查伤口有无出血，如有出血，用电刀止血。第三遍用氮介水（1 000mL蒸馏水加盐酸氮芥20mg），浸泡创面5分钟。然后，洗手护士、术者更换手套、手术衣，更换手术器械，手术台上再铺上无菌小被单。

7. 放置第一根引流管于腋窝下6～7cm的腋中线上戳一小口，放置橡皮引流管。三角针4号丝线固定引流管。放置第二根引流管于胸壁，固定方法同第一根。

8. 缝合切口：修整切口皮肤，6×14小圆针1号丝线皮下间断缝合，皮肤用6×14三角针1号丝线缝合。如伤口张力过大，可用7号丝线作减张缝合，必要时取大腿皮肤植皮。

9. 用负压抽吸引流管，抽出切口内残余的液体，盖无菌敷料，腋窝部锁骨下方及胸部用烧伤棉垫压迫包扎，减少创面术后渗血，引流管接上引流袋。

10. 用胶布固定伤口敷料，打好胸带，如为全身麻醉患者，待患者清醒后再打胸带。

## 八、护理要点

1. 防止患者手臂过度外展（不能超过90°），损伤臂丛神经。

2. 手术开始前由巡回护士、洗手护士、麻醉医生和主刀医生共同核对手术患者和手术部位，并准备切口笔。

3. 手术时需将手术床偏向健侧，如在等快速病检结果时，应将手术床摇平，以防止患者坠床术前做好相应约束。

4. 伤口包扎时松紧要适宜，过松起不到压迫止血作用，过紧会引起患者呼吸困难及皮瓣坏死。

5. 巡回护士应将病房带来的化疗药在手术开始前输入，因为手术时癌细胞可通过小血管扩散到全身，所以手术开始前应使体内有一定浓度的化疗药，这样有助于手术的成功。


# 第六节　单纯乳腺肿块切除术护理


## 一、应用解剖

详见"乳腺癌根治术"。

## 二、适应证

1. 乳房良性肿瘤（如纤维瘤），局限性乳腺增生症。

2. 巨大的良性肿瘤或多发性瘤及累及乳头的肿瘤。

3. 早期乳癌有综合治疗条件者，或晚期乳癌，患者体质弱不能耐受根治手术者。

## 三、麻醉方式

局部浸润麻醉。

## 四、手术体位

仰卧位。

## 五、手术切口

以病变为中心做放射状切口或弧形切口。

## 六、手术用物

1. 器械类 清创包。
2. 布类 乳腺布包、衣包。
3. 其他类 1号丝线、4号丝线、吸引器、电刀、长电刀头、无菌灯罩、引流膜、4-0可吸收线、标本袋、弹性绷带、切口笔。

## 七、手术步骤与配合

1. 常规消毒皮肤 递消毒钳夹碘酊、酒精纱球依次消毒皮肤。
2. 弧形或放射状切开皮肤及皮下组织 递20号刀切开，干纱布拭血，弯蚊钳止血，1号丝线结扎出血点或电凝止血。
3. 分离皮瓣，显露全部肿块 更换手术刀片，递组织钳数把钳夹切口皮缘，电刀潜行分离皮瓣，显露肿块，干纱布压迫止血。
4. 距病变区0.5～1cm做楔形切口，沿胸大肌筋膜前切除肿块 递组织钳夹持肿块或递9×28圆针7号丝线在肿块中央作牵引缝合，递15号刀沿肿块两侧切除。
5. 创面止血 递蚊式钳钳夹，1号丝线结扎或电凝止血，清点器械、敷料、缝针等数目，更换干净纱布。
6. 缝合乳腺组织及浅筋膜 递9×28圆针4号丝线间断缝合。
7. 缝合皮下组织 递海绵钳夹持酒精纱球消毒，递无齿镊，9×28圆针1号丝线间断缝合，再次清点物品数目。
8. 缝合皮肤 递9×28三角针1号丝线间断缝合或4-0可吸收线皮内缝合。
9. 覆盖切口 递酒精纱球消毒，纱布或敷贴覆盖切口，弹性绷带加压包扎。

## 八、护理要点

（1）防止患者手臂过度外展（不能超过90°），损伤臂丛神经。
（2）伤口包扎时松紧要适宜，过松起不到压迫止血作用。

# 第七节 乳癌改良根治术护理

## 一、应用解剖

详见"乳腺癌根治术"。

## 二、适应证

非浸润性乳癌或Ⅰ期浸润性乳癌；Ⅱ期乳癌临床无明显腋淋巴结肿大。

## 三、麻醉方式

全麻醉。

## 四、手术体位

仰卧位，患侧腋下垫一小枕，上肢外展90°，用托手板支持。

## 五、手术切口

以肿瘤为中心环绕乳头和乳晕做一纵梭形切口。

## 六、手术用物

1. 器械类　大包、大弯、扁桃体钳。
2. 布类　乳腺布包、衣包。
3. 其他类　1号丝线、4号丝线、7号丝线、11号刀片、50mL注射器、手术粘贴巾、吸引器、电刀、长电刀头、无菌灯罩、烧伤棉垫、引流管2根、负压瓶及连接管2套、医用封合胶、7-氟尿嘧啶、灭菌蒸馏水、标本袋、弹性绷带或胸带、切口笔。

## 七、手术步骤与配合

1. 常规消毒皮肤，距离癌肿边缘4～5cm做一纵向或梭形切口，切开皮肤、皮下组织递20号刀切开，干纱垫拭血，1号丝线结扎或电凝止血。
2. 自皮肤与浅筋膜之间分离皮瓣，上界为锁骨下缘，下界达肋弓处，内侧界近胸骨，将乳腺从胸大肌筋膜浅面分离，更换刀片，递组织钳数把提起皮缘，电刀分离皮瓣。干纱垫压迫止血，递甲状腺拉钩暴露术野。
3. 清除胸小肌筋膜和胸肌间淋巴结递组织钳夹乳腺组织向外牵拉，递中弯钳、20号刀锐性分离，4号丝线结扎出血点，递温盐水纱垫覆盖胸壁创面。
4. 分离腋静脉、周围的脂肪及淋巴组织，解剖腋窝：递甲状腺拉钩牵开显露，小弯钳、组织剪分离腋静脉，钳夹向下的分支血管，4号丝线结扎或6×17圆针4号丝线缝扎腋静脉。
5. 切除乳腺、胸肌间淋巴结、腋淋巴结：递电刀切除，弯蚊钳钳夹出血点，4号丝线结扎。
6. 冲洗切口：递温无菌蒸馏水或加7-氟尿嘧啶冲洗，更换干净的纱垫。清点器械、敷料、缝针等物品数目。
7. 于切口外侧下方及腋下各做一个小切口，放置引流：递11号刀片切开，中弯钳放置硅胶引流管，9×28三角针7号丝线固定引流管于皮肤上。
8. 缝合皮瓣：递无齿镊，9×28圆针1号丝线间断缝合。
9. 缝合皮肤：递有齿镊9×28三角针1号丝线间断缝合。
10. 覆盖切口：递酒精纱球消毒皮肤，递纱布覆盖切口，腋窝用纱布填塞，覆盖烧伤棉垫数块，绷带或弹性绷带加压包扎。

## 八、护理要点

同"乳腺癌根治术"。

# 参考文献

［1］潘瑞红. 专科护理技术操作规范. 湖北：华中科技大学出版社，2016.

［2］徐燕，周兰妹. 现代护理学. 北京：人民军医出版社，2015.

［3］王爱平. 现代临床护理学. 北京：人民卫生出版社，2015.

［4］屈红，秦爱玲，杜明娟. 专科护理常规. 北京：科学出版社，2016.

［5］沈翠珍. 内科护理. 北京：中国中医药出版社，2016.

［6］孟共林，李兵，金立军. 内科护理学. 北京：北京大学医学出版社，2016.

［7］尤黎明，吴瑛. 内科护理学（第6版）. 北京：人民卫生出版社，2017.

［8］黄人健，李秀华. 内科护理学高级教程. 北京：人民卫生出版社，2016.

［9］游桂英，方进博. 心血管内科护理手册. 北京：科学出版社，2015.

［10］陈筱菲，黄智铭. 消化系统疾病的检验诊断. 北京：人民卫生出版社，2016.

［11］赵玉沛，吕毅. 消化系统疾病. 北京：人民卫生出版社，2015.

［12］沈梅芬. 神经系统疾病护理实践手册. 北京：清华大学出版社，2016.

［13］黄叶莉. 神经系统疾病护理指南. 北京：人民军医出版社，2015.

［14］王伟，卜碧涛，朱遂强. 神经内科疾病诊疗指南. 北京：科学出版社，2015.

［15］刘芳，杨莘，高岚. 神经内科重症护理手册. 北京：人民卫生出版社，2017.

［16］于为民. 肾内科疾病诊疗路径. 北京：军事医学科学出版社，2014.

［17］蔡金辉. 肾内科临床护理思维与实践. 北京：人民卫生出版社，2013.

［18］朱霞明，童淑萍. 血液系统疾病护理实践手册. 北京：清华大学出版社，2016.

［19］田姣，李哲主. 实用普外科护理手册. 北京：化学工业出版社，2017.